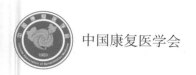
中国康复医学会

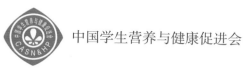
中国学生营养与健康促进会

关爱儿童康复科普丛书

主审：田 伟　总策划：郑鹏远　总主编：汤有才　李 哲

儿童言语障碍
早期识别与康复指导

名誉主编　李晓捷　本册主编　尚 清

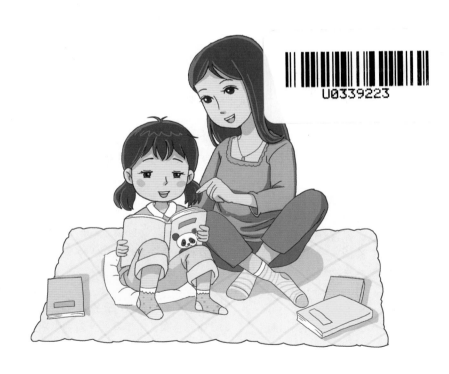

U0339223

郑州大学出版社

图书在版编目（CIP）数据

儿童言语障碍早期识别与康复指导／尚清主编. — 郑州：郑州大学出版社，2023.9

（关爱儿童康复科普丛书／汤有才，李哲总主编）

ISBN 978-7-5645-8319-4

Ⅰ. ①儿… Ⅱ. ①尚… Ⅲ. ①听力障碍 - 儿童 - 语言 - 特殊教育 - 教育康复 Ⅳ. ①G762.2

中国国家版本馆 CIP 数据核字（2023）第 128525 号

儿童言语障碍早期识别与康复指导
ERTONG YANYU ZHANGAI ZAOQI SHIBIE YU KANGFU ZHIDAO

策划编辑	陈文静	封面设计	苏永生
责任编辑	薛 晗	版式设计	苏永生
责任校对	张彦勤	责任监制	李瑞卿

出版发行	郑州大学出版社	地 址	郑州市大学路 40 号（450052）
出 版 人	孙保营	网 址	http://www.zzup.cn
经 销	全国新华书店	发行电话	0371-66966070
印 刷	河南文华印务有限公司		
开 本	710 mm×1 010 mm 1／16		
印 张	8.25	字 数	141 千字
版 次	2023 年 9 月第 1 版	印 次	2023 年 9 月第 1 次印刷

| 书 号 | ISBN 978-7-5645-8319-4 | 定 价 | 59.00 元 |

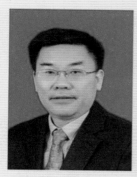

汤有才，医学博士，教授、主任医师，博士研究生导师。郑州大学第五附属医院副院长、郑州大学康复医学系副主任、郑州大学康复医院院长。中国康复医学会医康融合工作委员会副主任委员、中国康复医学会营养与康复专业委员会副主任委员；享受河南省政府特殊津贴。《中华健康管理学杂志》及《中国微生态学杂志》编委，*J Nutr* 和 *Mol Med* 等 20 余个国际杂志审稿人。

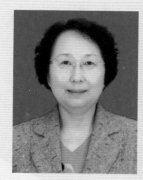

李晓捷，主任医师，博士研究生导师，佳木斯大学附属第三医院（佳木斯大学康复医学院）、黑龙江省小儿脑瘫防治疗育中心名誉院长及首席专家，小儿神经疾病研究所所长。国际残疾儿童学术联盟执委会委员、会员顾问委员会委员。中国残疾人康复协会副理事长、小儿脑瘫康复专业委员会主委。享受国务院政府津贴，获中国康复医学会终身成就奖。

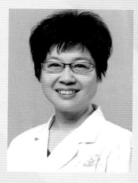

尚清，主任医师，硕士研究生导师。河南省儿童医院执行副院长，康复中心主任。国家卫生健康委员会能力建设和继续教育儿科专家委员会康复学组组长，中华医学会儿科学分会康复学组委员，中国康复医学会儿童康复专业委员会引导式教育学组组长，河南省康复医学质量控制专家委员会副主任委员等。福棠儿童医学发展研究中心学科带头人，享受郑州市政府特殊津贴专家。

作者名单

名誉主编　李晓捷

主　　编　尚　清

副 主 编　吴值荣　吕　楠　张会春

编　　委　（按姓氏笔画排序）

　　　　　马小兵　王丽丽　尹潇媛

　　　　　石立业　朱敏杰　李文霞

　　　　　张艳敏　段佳丽

编委秘书　李梦洁

前言

近些年,各种类型言语障碍的儿童越来越多,对医院门诊就医的患儿进行统计,发现有 50% 以上是因为"不说话"或者"说话少"来院就诊。言语障碍已严重影响儿童正常的学习及生活。言语障碍可独立出现,也可伴随其他疾病出现,如听力障碍、智力障碍、腭裂、脑性瘫痪、脑损伤后、孤独症谱系障碍、遗传相关性疾病等,危害极大。

大量临床实践证明,语言康复治疗中家长的参与程度及儿童的积极主动性对康复效果会产生较大的影响,家长配合做好家庭康复训练,可以巩固并延续康复效果,缩短康复疗程,促使儿童尽早进入正常的学习及生活。

不同类型的言语障碍治疗方法也不同,本书的参编者均是临床经验丰富的医师和有多年儿童言语康复经验的言语治疗师,他们将先进的康复诊疗技术和治疗理念用图文并茂的形式配合通俗易懂的语言融入书中。本书分为病例篇、检查篇和治疗与康复篇 3 个部分。病例篇包括 10 个类型的言语障碍,每个病例中包括病例呈现、知识点及病例分析;检查篇包含各类型与言语障碍相关的可能需要完善的检查,以及检查项目的介绍、功能、是否对身体有伤害等;治疗与康复篇对每个类型病例的康复治疗方法进行全面、系统的介绍,可使家长们尽早了解儿童言语障碍的相关知识,开展家庭康复,避免错过最佳治疗时机。

本书在编写过程中得到了郑州大学第五附属医院汤有才院长的大力支持,特此鸣谢!本书不仅可以作为家长开展家庭康复训练的辅导工具,也可以作为刚入门语言治疗学治疗师及医师的参考书。虽然编写团队进行了认真审稿及查阅资料,但因医学的快速发展,书中难免有不足之处,恳请广大读者批评指正。

尚　清

2023 年 9 月

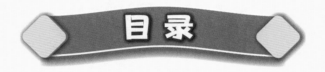

目录

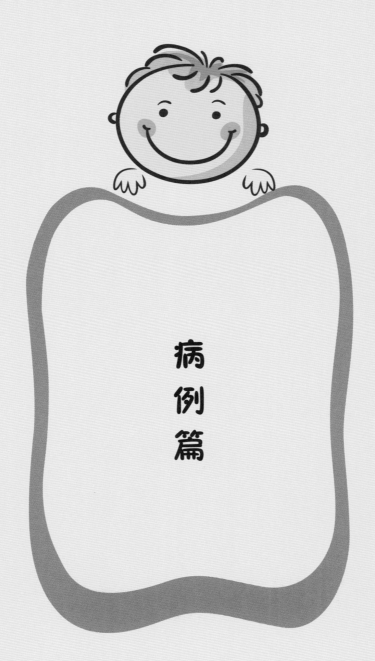

病例篇

一 语言发育迟缓

（一）病例呈现

患儿浩浩,男孩,3 岁 2 个月。浩浩的爷爷、奶奶有"重男轻女"的思想,所以浩浩注定在溺爱中长大,全家都以他为中心。孩子只要一个眼神、一个表情、一个动作,家人便知道他想要干什么,并且马上满足他,而且变着花样给孩子做饭吃,尽量把食物做的细、碎、软,常常给孩子喂饭,后来孩子只吃软的食物,稍硬的食物便会吐出来,非常挑食。

浩浩的运动发育同正常儿童一样,3 个月会抬头,4 个月会翻身,7 个月会独坐,1 岁 2 个月就会自己走路去拿想要的东西,但是浩浩妈妈发现同龄的孩子都会叫"爸爸、妈妈"了,而浩浩一直不讲话,直到 2 岁才会叫"爸爸、妈妈",妈妈有时也担心孩子一直不说话是不是有什么问题,想去医院检查,但是奶奶告诉妈妈,浩浩聪明着呢,说啥都懂,这叫"贵人语迟",以后浩浩会有大出息,不要担心,上了幼儿园就会好了。

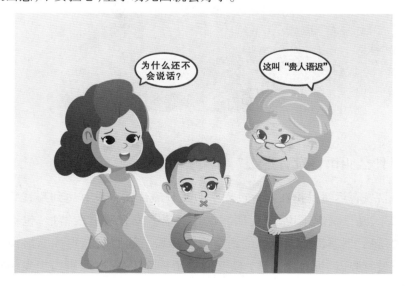

到了 3 岁,妈妈把浩浩送去了幼儿园。但是没多久,老师联系妈妈,说浩浩不会用语言表达自己的需求,而且吃饭慢、挑食,常常需要老师喂饭,建议妈妈尽快带着浩浩去医院检查一下。

浩浩妈妈带着浩浩去医院康复科做了相应的检查和评估。经过评估及检查后,排除了认知、社交、听力等异常引起的言语障碍,诊断为"语言发育迟缓",并制订个体化的治疗方案,经过 3 个月的综合康复治疗,浩浩语言能力基本恢复正常,会表达自己的需求,会自主进食,也不再挑食了,可以适应幼儿园的生活。

(二)知识点

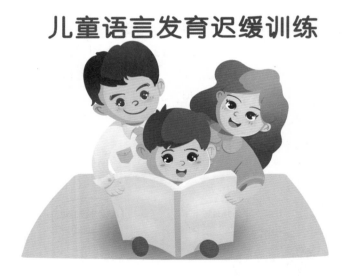

儿童语言发育迟缓训练

1. 什么叫语言发育迟缓?

语言发育迟缓是指在发育过程中的儿童语言发育没有达到与其年龄相应的水平,从广义上来说,是指所有出现了语言发育落后的情形,包括广泛性发育落后、器质性病变所致的语言发育障碍、孤独症、获得性脑损伤引起的语言发育障碍、听力损失等。狭义的是指排除了孤独症、听力损失等导致的语言发育迟缓,当一个儿童的语言学习速度或语言发展能力不如同龄的正常孩子时,我们就可以诊断其为语言发育迟缓。在这一节,呈现的病例是狭义的儿童语言发育迟缓。儿童语言发育迟缓目前临床发病率高,早期发现、及早诊断、适时干预,是解决问题的关键所在。

2. 常见语言发育迟缓影响因素有哪些?

(1)环境方面　如父母对儿童的关注不够,儿童缺乏足够的机会去发展语言;家人照顾太仔细,儿童的需求不需要表达即能得到满足;儿童在双语或多语环境下成长等。

(2)心理行为方面　儿童期精神疾病、心理疾病等。

(3)生理方面　智力低下、听力损失、孤独症、获得性脑损伤、染色体疾病、构音器官疾病等。

3. 正常儿童语言发育规律是什么?

正常儿童语言发育规律见表1-1。

表1-1　正常儿童语言发育规律

发展顺序	语言发展阶段
0~2个月	无意识交流阶段(哭、生理性喊声)
2~4个月	无意识交流阶段(哭、非生理性喊声、社交性微笑),简单无意义的单元音
4~6个月	有意识交流阶段(目光注视、逗笑出声、含辅音成分的喃语)
6~9个月	有意识交流阶段(手眼协调、叫名反应),辅音增多,初始语言开始,如"baba""mama""dada"音
9~18个月	单词句阶段(发音仅50个左右,理解能力增加,单音节和双音节叠词,理解大于表达,如"妈妈——妈妈抱抱,妈妈我要吃")
18~24个月	词语组合阶段(词语爆炸,表达约300个词,双词句如"爸爸,班班")
24~36个月	早期句法阶段(简单句法如名词+动词,至36个月短句表达,如"妈妈吃苹果")

续表 1-1

发展顺序	语言发展阶段
3~5 岁	句法掌握阶段(大部分句法结构、修饰、抽象,如"妈妈吃大苹果、香蕉像小船")
5 岁以上	语法生成阶段(5 岁为语言发育分水岭,基本完成句法结构,之后词汇量扩增、使用、写作),娴熟应用所有代词

4. 儿童语言发育迟缓的常见表现有哪些?

儿童语言发育迟缓的常见表现见表 1-2。

表 1-2 儿童语言发育迟缓的常见表现

年龄	表现
6 个月	不能对其他人的谈话声音有反应;不能将头转向视线外的说话者;仅能发出哭的声音;不能与照顾他的人有较长时间的视线接触
12 个月	没有咿呀发音;当被告知"不要"时不能停止当前活动;不能跟从手势指令,比如"起来"
2 岁	尚不能说出一个有意义的词;不能提及自己的名字;不能理解简单的方位词;完全不能交谈;词汇量似乎没有增加;不能说任何的辅音;不能回答简单的是/不是这一类问题
3 岁	不能说出完整的姓名;似乎不能理解诸如"什么""哪里"这一类的问题;仍使用过多的儿语;重复别人的提问(而不是回答问题);机械性地重复别人的话;不能说 2~3 字句;用手指向想要的东西而不是说出来;不能说出图画中任何物品的名称;省略声母(说话不清楚);说的话即使是父母也听不懂;呼叫其名字时无反应

(三)病例分析

本病例患儿浩浩为 3 岁 2 个月男孩,发现语言发育落后 1 年,初期家长考虑患儿"贵人语迟",未予干预,现 3 岁 2 个月主动说话少来诊。患儿叫名有反应,可与人目光交流,能理解及执行常用指令,能与小朋友玩耍,会区分大小、颜色、形状等,与人社交尚可,无刻板行为,听力正常,结合格塞尔发育量表评估、孤独症筛查量表评估、头颅磁共振及听觉诱发电位结果,排除认知、社交、听力等异常引起的言语和语言发育障碍。语言发育迟缓评估显示浩浩语言表达落后,不能名词命名,能理解并执行常用指令,动作性课题为会搭隧道、不能画圆,未达到同龄正常儿童水平,已达到语言发育迟缓的标准。

本病例中浩浩与家人的亲子关系属于被动型,家庭所有成员以孩子为中心,满足孩子不合理要求,并且包办其日常生活,没有给浩浩足够的表达机会,饮食过于精细,影响了口腔感知觉及口腔器官协调运动的发育。结合浩浩的成长环境及评估结果,浩浩语言发育迟缓可能是由家庭带养方式不当引起的。

口部运动评估显示浩浩的口面部感知觉超敏,食物种类单一,喜欢吃稀、软、烂等不需要大幅度、长时间咀嚼的食物,偶有流口水,这与浩浩在口部运动学习阶段缺乏丰富的口腔感知觉刺激有关;同时口部肌张力低下,面颊肌肉(主要是咬肌)松弛,口部运动不协调,下颌运动不充分,说话时嘴巴张不大,嘴唇力量不足,舌体运动不灵活,也会影响浩浩发声。

综合以上分析,在治疗方面首先通过增加互动,营造良好家庭环境,改善亲子关系,建立规则意识;给予充分的语言刺激,输入足够的词汇量,提供其语言表达机会;锻炼浩浩精细动作,提高其日常生活能力。其次改变浩浩饮食方式和饮食结构,养成在餐桌进食的习惯,不要增加额外的零食喂养,否则会减弱浩浩吃正餐的欲望,且易积食,伤害其脾胃,1岁以后孩子的饮食结构就要以谷物、蔬菜、水果、肉类食品为主导,食物种类和烹饪方法慢慢衔接与成年人同样。最后给予口面部感知觉刺激,利用口部肌肉训练工具及食物诱导训练其下颌、唇、舌运动,配合呼吸和发声训练,降低口部感知觉敏感性,提升吞咽能力,诱导发音。

经过3个月的康复治疗,浩浩语言能力基本恢复正常,为巩固提高康复疗效,定期随访指导家庭康复训练,半年后发现浩浩的语言表达及交流沟通能力均已达到同龄正常儿童水平。

二 构音障碍

（一）病例呈现

患儿晨晨，男孩，6岁。"哎，我儿子都6岁了，该上小学了，话还说不囫囵呢！2岁多的时候就说的不清楚。当时没当回事儿，想着长长就好了，结果到现在有的字还说不清楚，一起玩的小朋友有叫他'大舌头'的，他不爱听，现在也变得不爱说话、不愿意和小朋友玩了。马上上小学了，我怕他拼音都学不好，更不爱学习了。"

这是来自一位名叫晨晨的妈妈的讲述。晨晨是一个6岁的小男孩，因为吐字不清来到医院检查。通过和晨晨妈妈的对话，医生了解到，晨晨现在主要是部分发音不清楚，"p"发成"b"，而且p、l、r、z、s、zh、sh、c、ch，这些音都发不清楚。日常可以正常对答，数字含义能理解，会简单加减法；生活上会穿脱衣物，会扣扣子、剪纸，会写简单字。但是目前还有点流口水，进食以稀、软食物为主，无家族史，无外伤史，未给予康复治疗，医生初步考虑晨晨为"构音障碍"，并进行了相关检查和评估。

根据专科体检和辅助检查，医生诊断晨晨为"功能性构音障碍"，并为晨晨拟订了治疗方案。经过3个月的治疗，晨晨已经康复出院。后续回访联系到晨晨的妈妈，妈妈开心地说晨晨已经回归到正常的幼儿园生活了，现在讲话很清楚，偶尔出现错误也会进行自我纠正。也没有同学再叫他"大舌头"了，晨晨的性格也变得活泼开朗了许多，妈妈再也不担心晨晨以后上学受影响了。

（二）知识点

1. 什么是构音障碍？

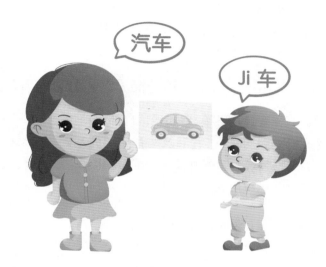

　　构音障碍是指在言语活动中，由于构音器官的运动或形态结构异常、环境或心理因素等原因所导致的语音不准确（声母、韵母、音调等异常）现象，主要表现为发声困难、发音不准、吐字不清、鼻音过重及音量、音调、语速、节律异常等言语听觉特征的改变。构音障碍只是口语的表达障碍，其词义和语法正常，可以单独发生，也可与其他语言障碍同时存在。构音障碍的患者具有语言交流所需的语言形成和接受能力，仅在语言输出的最后阶段（即运动性言语形成阶段）不能产生清晰的语音。

　　构音障碍包括运动性构音障碍、器质性构音障碍和功能性构音障碍3种类型。临床常见的类型是功能性构音障碍。

2. 什么是功能性构音障碍？

　　功能性构音障碍又称为发育性发音障碍，是指构音器官无形态及结构的异常、无运动功能异常，听力在正常水平，无其他明显原因引起的固定化发音错误。临床多见于儿童,特别是学龄前的儿童。大多数儿童通过康复训练可以治愈。

功能性构音障碍的诊断标准:①构音器官形态无异常,无腭裂、错位咬合、严重的舌系带短缩等问题。②构音器官运动功能无异常,无脑性瘫痪、先天性软腭麻痹等。③听力正常,特别要注意排除轻中度听力损失、高频突发性聋(如高频区辅音的听力损失)所引起的发音异常。④语言发育达到4岁以上,有构音错误且已经固定化。若儿童未达到4岁,其构音错误也可以被认为是发育过程中未成熟的发音。

3. 什么是口部运动?口部运动功能异常是怎么回事?

口部运动器官主要包括下颌、唇和舌。口部运动主要是指下颌、唇和舌的运动。口部运动是参与进食、吞咽及构音运动的基础。如果口部运动功能异常,可能会出现进食障碍、吞咽障碍、构音障碍和言语障碍,从而会影响人们的生存质量和言语交流能力。

4. 哪些原因可能导致构音障碍?

(1)家庭环境 若家庭成员语音复杂,可能导致孩子听觉辨别混乱,出现构音异常。

(2)构音器官 是否有腭裂、咬合错位、严重的舌系带过短;是否有舌体运动、下颌运动、软腭运动异常。

(3)听力方面 不易被察觉的轻至中度听力障碍,易出现发音异常。

(4)口腔感知觉 口腔技能差、进食单一、进食食物稀软、口腔感知觉异常的儿童,需警惕。

(三)病例分析

根据以上内容,我们知道晨晨年龄为6岁,属于学龄前儿童,由于发音不清影响他的日常生活和社会交往,根据语言、智力和构音评估结果,显示晨晨智力正常,无构音器官结构异常,听力正常,语言功能达到4岁以上,无其他明显原因引起的固定化发音错误,符合功能性构音障碍的诊断标准。

晨晨6岁,声母习得依然处于第二阶段,延迟了两年半,构音清晰度

66.19%,严重落后于其他正常同龄儿童,需要对其立即进行康复干预治疗。

　　根据晨晨的口部运动功能评估结果,发现最长声时不达标,将近 6 岁的儿童最长声时至少达到 6 秒,所以他的言语呼吸支持能力有待进一步提高。口部运动方面:下颌和唇的单向运动尚可,但连续交替运动有待加强。舌体运动不灵活,舌尖的单向运动和连续交替运动都不能较好地完成。

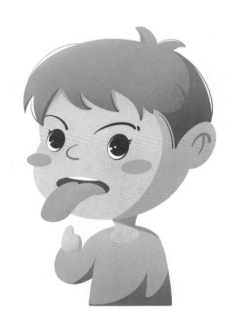

　　由于晨晨语言理解和表达能力同正常同龄儿童,年龄逐渐增长,发音不清晰影响了他的正常学习和生活交流,使他的自尊心受到了挫败,他未来可能出现心理问题,所以在治疗方面,首先根据评估结果制订合适的治疗方案,从其所处的声母音位习得阶段开始语音训练,同时加入相应的口部运动治疗,定期调整康复治疗方案;除此之外,还需关注晨晨的心理和情绪问题,找到适合并可提高他兴趣的治疗方法来帮助其康复,帮助他尽早回归到正常的学校集体生活和家庭。

三　智力障碍伴言语障碍

（一）病例呈现

患儿小宇,男孩,6岁。小宇是家里第一个孩子,家里人都很关注他的成长,妈妈还精心地为他建立了一个成长记录册:3个月会抬头,4个月会翻身,6个月会独坐,1岁1个月会独走。但妈妈逐渐发现小宇学东西比别人慢,就像是简单的再见,别的孩子可能9个多月都懂了,小宇1岁半才学会。更让爸爸、妈妈发愁的是孩子的说话问题,至今6岁了只会说"爸爸、妈妈、抱抱、飞机、杯杯、气球"等简单字词,吐字也不清晰;反应也比别的孩子慢,仅能听懂简单指令,不会数数,认识"红、黄、蓝、绿"4种颜色,常流口水,无故发笑;生活中总是丢东忘西,一件简单的事情需要反复交代才能记住,做事情常常显得笨手笨脚,穿衣服不会拉拉链、系扣子,大小便不会自己脱裤子,用勺子吃饭动作笨拙,不会用筷子;幼儿园老师也反映小宇平时多动,注意力不集中,在集体活动时常常听不懂指令,不懂游戏规则,不能较好地配合游戏而被孤立。

经过评估及检查后,排除了小宇因社交、听力等异常引起的语言障碍,考虑主要是认知理解能力低下引起的,诊断为"①智力障碍;②语言发育迟缓",并制订了个体化的治疗方案,现在4个月过去了,小宇的理解认知和语言都取得了非常大的进步,如今小宇可以说"妈妈扫地""奶奶做饭"等简短句子,可以指出哪张图片是"妈妈洗苹果""哥哥吃香蕉",可以向爸爸、妈妈提问问题,学东西也快了许多,也不流口水了。在生活中,小宇的动手能力更强了。在小区里,小宇看到熟悉的叔叔、阿姨,也会主动地打招呼了,看到同龄玩耍的小朋友,会主动地表示想要一起玩,反应速度也快了,参与游戏的意愿更强烈,对于游戏规则的理解也更好了,小朋友们也愿意和他一起玩了。

（二）知识点

1. 什么是智力障碍?

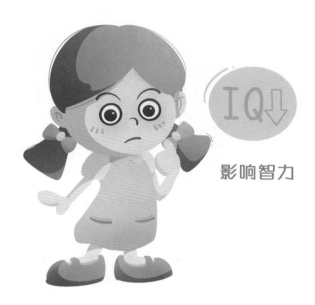

　　智力障碍是指儿童在发育时期内的智力明显低于同龄儿童正常水平，同时伴有社会行为缺陷的发育障碍性疾病。只有智商和社会适应能力共同缺陷才可诊断。

2. 智力障碍的常见病因有哪些?

　　造成智力障碍的原因很多，分遗传性因素和非遗传性因素。遗传性因素有21-三体综合征、先天代谢异常、家族遗传性精神障碍等；非遗传性因素有新生儿窒息、重症黄疸、胎儿期感染或中毒引发的疾病、脑炎、脑肿瘤等。

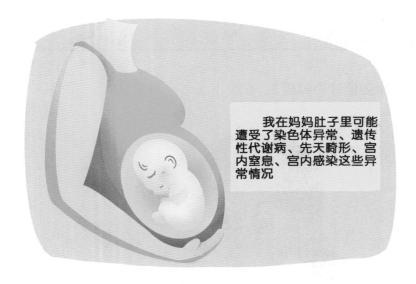

我在妈妈肚子里可能遭受了染色体异常、遗传性代谢病、先天畸形、宫内窒息、宫内感染这些异常情况

3. 幼儿及儿童早期智力障碍有哪些特征表现?

(1)婴儿吃奶困难　智力较弱的婴儿最早会出现的症状是吃奶困难、不会吸吮、容易吐奶,可能存在神经系统损伤,日后智力会受到影响。

(2)面容、体态异常　比如21-三体综合征患儿就有眼距过宽、双眼斜吊、塌鼻梁、舌头常拖在嘴外边、流口水等表现。患脑积水的孩子头围特别大,小头畸形儿头颅又特别小。甲状腺功能减退的儿童身材特别矮小,苯丙酮尿症的儿童皮肤异常白、毛发颜色特别浅等。

(3)运动发育迟缓　智力障碍儿童比正常儿童明显运动发育迟缓。俯卧抬头、坐、站、走等动作的起始年龄都比正常同龄儿童要晚,并且动作笨拙不协调。

(4)语言发育落后　智力障碍儿童的言语及认知理解能力明显落后于正常同龄儿童,往往在两三岁后仍不会叫"爸爸""妈妈",也听不懂简单的指令,五六岁时仍只会说单词,不会说完整的句子。

(5)对环境的反应性差　正常婴儿出生后不久,就对环境中的人、事开始感兴趣,只要醒着,他总会东张西望。可是智力障碍的婴儿却对环境漠不关心。出生后2个月时还不会与人对视,不能逗笑。婴儿整天非常安静,很少哭闹。这类婴儿往往因为其过分安静而受到表扬,一般很容易忽视他的智力问题。

（6）多动　多动也是智力落后儿童常见的一个特点。许多智力落后儿童不能安静地待一会儿，无时无刻不在活动，特别明显地表现在4~5岁的儿童身上。这种多动与正常儿童的活泼、淘气不同，他并没有什么目的，只是一种不可抑制的兴奋而已，碰到什么就摸什么，横冲直撞。

（7）注意力不集中　智力落后儿童的注意力很不集中。他们比正常儿童注意力集中时间明显缩短。甚至到6岁时，集中注意某个东西的时间也不超过6分钟。他们对外界也很少关注。

如果家长们在日常生活中确实发现孩子有上述智力落后的表现，则应及时带孩子到正规医院就诊。

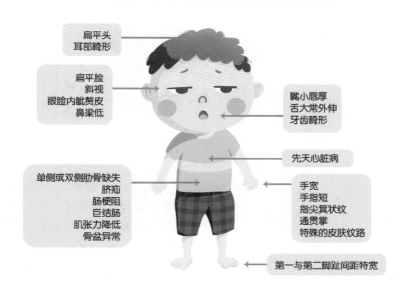

4. 智力障碍儿童的临床表现有哪些？

智力障碍儿童的临床表现见表1-3。

表 1-3 智力障碍儿童的临床表现

等级	智商	学习	生活	训练后社会适应	成年情况
轻度	50~69分	就读小学后学习成绩时常不及格或留级,最终勉强小学毕业	能生活自理,能进行日常的语言交流,但对语言的理解和使用能力有不同程度的延迟	通过职业训练后能从事简单非技术性劳动,获得简单生存技能和生活能力,大多可独立生活,但社会适应能力低,难以应对复杂的环境和环境变化	成年以后智力水平相当于9~12岁正常儿童
中度	35~49分	不能适应普通小学,可进行个位数的加减法计算。可掌握简单生活用语,但词汇量少	可完成简单体力劳动,但质量差、效率低,处于半独立生活状态	通过规范的特殊教育与训练可学会自理生活	成年以后智力水平相当于6~9岁正常儿童
重度	20~34分	不能进行有效的语言交流,不能学习和劳动,动作笨拙,不灵活	经过长期的反复训练,可学会自己进食或简单的生活习惯,但日常生活需人照料	患者不具有社会行为的能力,经过反复训练可在监管下从事极为简单的体力劳动	成年以后智力水平相当于3~6岁正常儿童

续表 1-3

等级	智商	学习	生活	训练后社会适应	成年情况
极重度	20 分以下	完全没有语言能力,不能学习	生活不能自理,大小便失禁。完全依赖他人帮助才能生存	社会功能完全丧失,不会逃避危险,不认识亲人及周围环境,毫无防御和自卫能力,以原始性的情绪如哭闹、尖叫等表达需求	成年以后仅能达到 3 岁以下正常儿童智商

5. 智力障碍儿童较常见的语言障碍类型有哪些?

(1)语言发育迟缓 语言的理解和表达均落后于实际年龄,在学习过程中,语言的理解迟缓,导致语言的表达也迟缓。

(2)发音器官功能障碍 包括呼吸、发音异常及构音器官运动障碍。部分智力障碍儿童存在呼吸支持不足问题,具体表现为最长声时短、说话一字一顿等问题,部分还存在硬起音、高音调的问题,不同障碍程度(轻度、中度、重度)的智力障碍儿童构音器官功能存在差异。

(3)语言环境影响 语言学习早期,被剥夺或脱离语言环境。

6. 智力障碍儿童的情绪和行为问题是什么?

智力障碍儿童常见的情绪问题为抑郁、害怕、易怒;常见的行为问题为社会性问题、注意力问题、攻击行为、强迫行为和怪异行为、轻度智力障碍儿童特有的行为问题(自我刺激行为、自我伤害行为、侵犯或破坏行为、爆发性行为)。

(三)病例分析

本病例中小宇存在以下问题。①认知理解差:现 6 岁仅能听懂简单指令,不会数 10 以内数字,认识常见颜色,不会识别常见图形,不能区分长短、左右,不能区分上下午。②社会适应能力低下:生活中小宇也常常显得有些笨手笨脚,穿衣服不会拉拉链、系扣子,大小便不会自己脱裤子,用勺子吃饭动作笨拙,不会用筷子。结合韦氏智力量表测试智商为 48 分,婴儿-初中生社会生活量表评定结果确定小宇存在中度日常生活能力的缺陷,目前诊断为智力障碍。

小宇现 6 岁只会说 1~2 字的常用名词,不能组成句子,不会与人交谈,发音清晰度欠佳,语言理解及表达力远远落后于同龄正常儿童水平,诊断为言语和语言发育障碍;主要原因是小宇的认知差、理解力差,导致语言的接受和表达均落后;在语言的习得过程中,因为语言的理解障碍导致语言的表达不能或者困难,从而造成不同程度的交流困难。在行为方面还常伴有多动、注意力不集中等异常行为。

虽然小宇因为认知差、理解力差导致听不懂指令、不懂游戏规则,在幼儿园不能与小朋友较好地配合游戏,在日常生活中造成一定的交流困难和社会交往困难;但是小宇叫名反应可,与人目光交流可,可简单表达自己的需求,在幼儿园可与小朋友分享自己的玩具,并且无兴趣狭窄及刻板的行为,结合孤独症筛查量表评估结果,可排除孤独症。

综合以上分析,在康复治疗方面,第一,提高小宇的理解力及认知能力,发展语言理解能力;第二,发展核心词汇,扩充词汇量,增加词语的种类,学习基本的语法结构,提高语言的探索能力;第三,进行口部运动功能的训练,如口腔感知觉正常化训练,呼吸训练,唇、舌、下颌运动功能训练等;第四,改善运动能力、生活自理能力及社交能力的训练。

经过 4 个月的康复治疗,小宇的理解力、认知能力和语言都取得了非常大的进步,小朋友们也愿意和他一起玩。家长十分开心,将继续坚持给小宇进行系统的康复治疗,帮助小宇融入正常的生活。

四 孤独症谱系障碍伴言语障碍

（一）病例呈现

　　患儿星星,男孩,3 岁 2 个月,是个帅气的小男孩,邻里亲戚见面总会夸上几句。妈妈说星星是个聪明的孩子,早早就能识别图形、理解大小,看过的、听过的东西很快就能记住。星星从小就让妈妈很省心,对于感兴趣的玩具可以玩很长时间,但是星星自幼与人眼睛对视少,不怎么回应别人的呼唤,爸爸、妈妈觉得这是因为星星是个安静、专注力好的孩子,就没有太在意。星星的语言发育也比较慢,两岁多的时候,偶尔会仿说简单两字话,爸爸、妈妈想着孩子还小,长长就好了。1 年过去了,星星的词汇量虽然有增加,会说 3～4 个字的话,偶尔还会背简单儿歌,但是主动交流的语言却很少,一个对话下来,妈妈说了 10 句,星星可能才说两三个字,甚至有需求时语言也比较少,经常拉着家人的手去拿东西。最近,星星的脾气也越来越大了,不满足他的话,会撒泼打滚,有时候还会自己打自己。在幼儿园不合群,经常推、打小朋友,不遵守规则,老师建议带星星看医生时,爸爸、妈妈才慌了,赶紧带星星去了医院。

　　爸爸、妈妈带星星来到了康复科,医生进行了详细的问诊、检查及行为学观察,发现:星星表情淡漠;有较多双手轮替翻转动作;多动,不停地跑来跑去;喜欢转圈;喜欢按诊室内的电脑键盘;情绪控制欠佳,需求得不到满足时易发脾气、躺地上、打自己头、打妈妈;寻求帮忙时表现为拉妈妈手,不伴有眼神接触和有意义发音;喜欢把玩具排成一排,喜欢反复玩车轮子;想要玩具时自行抢夺;喜欢反复触摸毛茸茸的玩具;叫名字无回应,缺乏共同注意;对儿歌有反应,可以安静聆听,不能进行听觉定位寻找声源;语言理解差,不能执行简单指令(如"给我、放上面、拿下来"),自言自语,语调单一;能进行简单图片指认,能完成简单图形镶嵌板任务;医生说"把小汽车给我玩玩吧",孩子回答"龙、龙";启动及维持对话困难,对他人的逗引回应差。星星被诊断为"孤独症谱系障碍",在医生的建议下,爸爸、妈妈赶紧给星星办理了住院手续。入院后,医生对星星进行了相应的评估和检查。

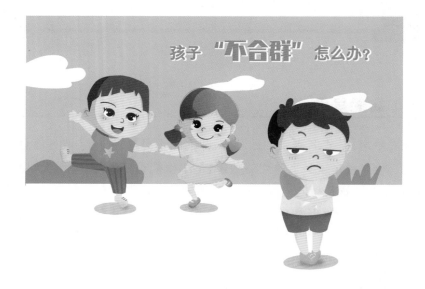

康复治疗团队根据星星的表现和评估结果,制订了个体化的治疗方案。经过 3 个月的康复,星星的语言能力明显提高,会说 7 ~ 8 个字的话;与人目光对视的频率提高,会使用语言提要求,乱发脾气的行为由以前的每天几次降到两三天一次;在集体游戏中学会了"轮流""等待"等社交规则。星星的爸爸、妈妈特别开心,对星星更好地融入社会充满了信心。

（二）知识点

1. 什么叫孤独症谱系障碍?

孤独症谱系障碍简称孤独症,与自闭症同义,是一组以社交沟通障碍、兴趣或活动范围狭窄及重复刻板行为为主要特征的神经发育障碍性疾病。常共患智力障碍、言语和语言发育障碍、注意缺陷多动障碍、癫痫、营养障碍、饮食行为问题、胃肠道问题、睡眠障碍、激惹和行为问题、焦虑情绪等。发病于儿童发育早期,男孩多于女孩。流行病学调查数据显示,全球范围内孤独症患病率均出现上升趋势,2023 年美国疾病控制与预防中心报道孤独症的患病率为 1/36；中国 7～12 岁儿童孤独症患病率为 0.7%，位于我国儿童精神残疾类别首位。

2. 孤独症谱系障碍的病因有哪些？

目前孤独症病因不明，越来越多的证据表明，遗传因素在孤独症的发病中起着重要的作用。环境因素，特别是胎儿大脑发育关键期接触的环境也会导致发病可能性增加。针对孤独症的核心症状，目前没有有效的药物治疗。早期发现，并在发育可塑性最强时期对儿童进行长期系统的干预，可最大程度改善儿童预后，越早干预效果越好。

3. 孤独症谱系障碍儿童早期行为表现有哪些？

不（少）看：目光交流时间短，经常不看人眼或扫一眼就转移到别处，有些患儿即使可以说话，但很少和人对视。

不（少）应：对叫名字没有反应，对他人的呼唤声充耳不闻或很少回应，有些孩子仅对妈妈叫名有反应。

不（少）指：不用或很少用手去指东西，需要帮助时直接拉大人手去做，很少先看大人的眼睛再去指物体。儿童可能早在 1 岁时就表现出肢体动作使用频率下降，如很少点头、摇头等。

不（少）说：多数儿童存在言语障碍，表现为不说话或说话少、语言发育落后等。有些儿童表现为 1 岁半以前语言发育基本正常，1 岁半以后逐渐出现言语倒退，不再说话。

不当：儿童对物品使用不当，如反复按开关、经常给玩具排队等，对某一物品特别喜欢或特别厌恶，对某些声音特别感兴趣或害怕，还有些儿童表现出言语不当，如自言自语、重复语言、明知故问、答非所问、说话不分场景、语调单一等。

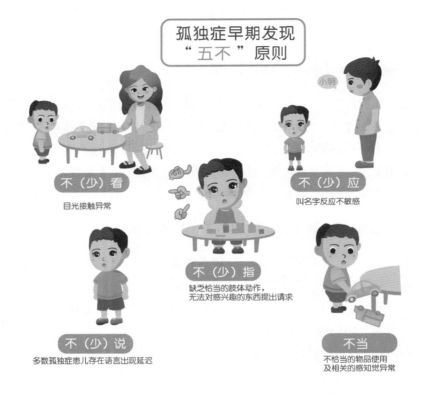

孤独症早期发现
"五不"原则

不（少）看
目光接触异常

不（少）应
叫名字反应不敏感

不（少）指
缺乏恰当的肢体动作，
无法对感兴趣的东西提出请求

不（少）说
多数孤独症患儿存在语言出现延迟

不当
不恰当的物品使用
及相关的感知觉异常

4. 孤独症谱系障碍儿童的语言特征有哪些?

孤独症儿童语言大多发育延迟,是其来就诊的主要原因。临床常见的语言特征是语言表达障碍和语言理解障碍,常见问题如逻辑性差、重复某个单句、鹦鹉学舌、只喜欢说自己感兴趣的话题、音调单一等。

5. 孤独症谱系障碍儿童的康复原则及内容是什么?

孤独症儿童的康复原则是尽早康复、科学康复、个别化康复及综合康复。

康复内容主要包括提高沟通能力、社交能力、认知能力、生活自理能力、游戏能力、问题行为及情绪管理能力等,促使儿童尽早融入社会,拥有生活自理、自立的能力。

（三）病例分析

星星目前存在的主要问题有两方面。一方面是社会交流/沟通障碍：叫名字无回应，缺乏共同注意，寻求帮忙时表现为拉妈妈手，不伴有眼神接触和有意义发音，启动及维持对话困难，对他人的逗引回应差，在幼儿园不合群等。另一方面是兴趣狭隘、行为重复刻板：有较多双手轮替翻转动作，喜欢转圈，喜欢把玩具排成一排，喜欢反复玩车轮子，喜欢反复触摸毛茸茸的玩具、自言自语等。结合星星的症状是在发育早期出现，所有症状共同限制和损害了日常功能，故考虑"孤独症谱系障碍"诊断。

评估后得出，星星达到孤独症的诊断分值。星星社交技巧不足，个人-社交相当约 11 个月；星星的语言发育延迟，理解相当于 2 岁，表达相当于 1 岁 4 个月，存在自言自语、语调单一等。治疗方面，其治疗策略应以社会交往作为训练的核心内容，以行为疗法为基本手段，结构化教育与随机化训练为基本框架，安排有序生活，建立每日生活常规，寓教于乐。具体的治疗方法有应用行为分析疗法、结构化教育、早期介入丹佛模式、关键反应训练、感觉调节训练等。在医院综合康复的基础上，应加强家长的教育，提升家庭康复的能力，使家长成为儿童康复的主要参与者。

语言也是一种行为，所以在语言教学中应用行为分析应贯穿始终。治疗中利用图片、实物等各种辅助工具，对星星的认知模式、理解事件的方式进行评估、干预，提高星星的语言逻辑性；针对星星自言自语的现象，可以利用角色扮演、社交故事、视觉提示等对其进行引导干预，减少自言自语行为；星星主动语言少，需要建立"只有用语言表达才能得到自己想要的东西"的意识，同时强化语言模仿、增加词汇量、创造孩子提问的机会与动机、提高认知能力等多方面训练。

本例中，康复治疗团队根据星星的表现和评估结果，制订了个体化的治疗方案，系统的康复治疗后，星星各方面能力均得到提高。

一、病例呈现

患儿轩轩,男孩,3 岁 1 个月。孩子是一个家庭的希望所在,拥有健康宝宝是家庭幸福的开始,但是天不遂人愿,轩轩刚出生没多久就因为"胆红素脑病"在当地医院的儿科住了半个月,又是光疗、又是换血,好不容易出院了,然而新的问题接踵而至。随着轩轩的成长,爸爸、妈妈发现他的运动能力比别人差很多,10 个月了头还竖不稳,只能软软地躺在床上,起初没有太在意,想着慢慢长大就好了,到了 3 岁的时候,轩轩还是走不稳,走起路来扭扭歪歪、经常摔倒,需要家人时刻保护着,小手晃晃悠悠就是抓不住玩具,说话也不清楚,嘴里含含糊糊听不清说的什么。给轩轩做饭是个麻烦活儿,因为他不喜欢吃硬的东西,必须用破壁机打碎成糊糊,而且口水流得像是拧开的水龙头一样,衣服领口总是湿答答的,爸爸、妈妈这才意识到问题的严重性,带轩轩来到了儿童康复科。入院后,医生详细询问病情、进行检查,发现轩轩从小就运动发育落后、姿势不对称、原始反射(生后早期即出现,随着脑发育成熟而逐渐消失)残存、肌张力不稳定,结合严重的胆红素脑病病史、头颅磁共振异常,考虑轩轩患了"不随意运动型脑性瘫痪"。

经过检查、评估,诊断为"①不随意运动型脑性瘫痪;②言语和语言发育障碍"。爸爸、妈妈为轩轩办了住院,踏踏实实地在医院做康复,医生为孩子制订的运动治疗、作业治疗、语言治疗等课程一节也不落下。经过半年的康复治疗,轩轩现在走路比之前稳多了,说话也清楚了。

(二)知识点

1. 什么是不随意运动型脑性瘫痪?

脑性瘫痪(简称脑瘫)是一组持续存在的中枢性运动和姿势发育障碍、

活动受限症候群,这种症候群是由于发育中的胎儿或婴幼儿脑部非进行性损伤所致。按运动障碍类型及瘫痪部位分 7 型,不随意运动型就是其中一型。

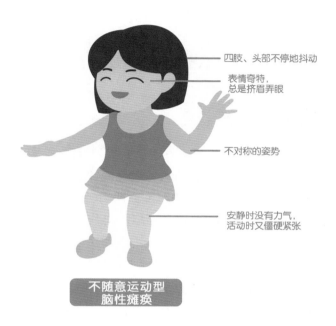

四肢、头部不停地抖动

表情奇特,
总是挤眉弄眼

不对称的姿势

安静时没有力气,
活动时又僵硬紧张

不随意运动型
脑性瘫痪

2. 不随意运动型脑性瘫痪的临床特点有哪些?

不随意运动型脑性瘫痪多由新生儿窒息、胆红素脑病等引起,可引起基底节、丘脑及海马区等锥体外系损伤,表现为难以用意志控制的不自主运动,如躯干及四肢无目的不由自主地抖动,有目的活动时抖动增多、安静时不随意抖动减少、入睡时消失。还可见颜面(如皱眉、眨眼)的不随意动作。多数孩子直到两三岁才学会独坐,上肢的抖动可使躯干和下肢失去平衡,容易歪倒,给人以无力的印象。因受到不自主运动模式的影响及异常姿势的控制障碍,不随意运动型脑性瘫痪儿童多合并有:语言障碍,饮食困难及胃食管反流等,表现为吐字不清晰、说话慢、不连贯、张口流涎、咀嚼吞咽困难、口腔感知觉障碍等。

3. 什么是运动性构音障碍?

运动性构音障碍是由于神经病变、与言语有关肌肉的麻痹、收缩力减弱或运动不协调所致的言语障碍。构音系统由口腔、鼻腔、咽腔及其附属器官组成。其中最主要的构音器官是下颌、唇、舌、软腭，它们各自的灵活运动以及它们之间的协调运动是产生清晰有意义言语的必要条件。只有当各个构音器官的运动在时间上同步、在位置上精确，才能形成准确的构音。不随意运动型脑性瘫痪常见的构音障碍，多表现为：元音和辅音的歪曲，失重音，不适宜的停顿，费力音，发音强弱急剧变化，鼻音过重。

（三）病例分析

本例儿童年龄 3 岁 1 个月，出生后即被诊断"胆红素脑病"，胆红素进入大脑中枢，导致基底节、海马区、丘脑的神经元变性、坏死，逐渐出现不随意运动型脑性瘫痪的临床表现，同时，由于颜面肌肉、发音和构音器官受累，常伴流涎、咀嚼吞咽困难、言语障碍，可诊断"①不随意运动型脑性瘫痪；②言语和语言发育障碍"。

本例儿童构音器官无结构异常，排除"器质性构音障碍"。专科评估后发现，轩轩参与发声构音的呼吸肌力量不足，持续发声时间短暂，说话时音量低微，讲话不连贯；喉部运动不协调，音调低，音调变化幅度小，声门不能正常闭合，声门下压减少，出现气息音；说话时，主要发音器官双唇、下颌、舌的活动障碍，发音部位不准确，造成元音和辅音歪曲，尤其软腭运动不充分，腭咽不能适当闭合，将非鼻音发成鼻音。

定期评估、及时调整康复治疗方案，进行全面、个体化的康复治疗可提高儿童言语清晰度及可懂度，改善其交流能力。

康复医师为轩轩制定了个体化的康复训练方案，经过半年的康复治疗，轩轩现在走路比之前稳了，说话也清晰多了，妈妈坚信，坚持康复治疗，轩轩一定能像其他小朋友一样上学、玩耍，快乐地成长。

（一）病例呈现

患儿圆圆，女孩，4 岁 5 个月。圆圆出生后，胖乎乎的，特别惹人喜爱，然而细心的妈妈发现圆圆吸吮无力，很容易呛咳溢奶，而且体重增长缓慢，去医院检查后发现孩子存在腭裂。

圆圆的父母非常坚强，接受医生的建议，选择合适的奶具，调整喂养方式，等待合适的时机对圆圆进行腭裂修复手术。转眼一年半过去了，虽然父母精心呵护着圆圆，但圆圆的体重仍不达标，且易患呼吸道感染。父母决定对圆圆的腭裂进行手术治疗。手术十分成功。出院之前，主治大夫叮嘱圆圆父母说："手术完成仅仅是恢复的第一步，圆圆的发音还是会受到影响，等伤口愈合后，还需要做康复纠正发音。"大夫说的每一句话，圆圆父母都牢牢记在心中。

圆圆伤口愈合，可以咿呀说话了，但是她说话时瓮声瓮气的，很费力，家人只能够听懂只言片语。为了纠正圆圆的发音，妈妈在网上搜了一些方法，但收效甚微。转眼间圆圆已经 4 岁 5 个月，父母决定带着她去康复科就诊。

经过分析检查及评估结果，圆圆社交、理解、沟通能力达正常同龄儿童水平，属于腭裂术后不良的代偿发音习惯引起的构音障碍，医生建议接受正规康复治疗。经过半年的综合康复训练，圆圆口齿伶俐，还要当小主持人呢。

（二）知识点

1. 什么是腭裂？

腭裂为先天性颅颌面畸形，患病率在 1‰ ~ 2‰。是由于胎儿在第 6 ~

12 周时硬腭和（或）软腭未能正常发育融合，导致出生时有长裂隙，可单独发生也可与唇裂同时发生，主要表现在腭部的软硬组织不同程度的裂开，造成吸吮、吞咽、呼吸和语音等功能障碍，也会出现不同程度的心理问题。腭裂修复术后 20% ~30% 的患者存在不同的腭咽闭合不全和代偿的发音习惯，导致病理性语音持续存在。

2. 腭裂的语音表现有哪些?

患者由于腭部硬软组织的缺损，造成口鼻腔完全联通不能分隔，腭裂手术前上腭缺损，口鼻腔相通，造成发音时气流分流，口腔气压不足，以及难以形成压力辅音需要的口腔气压，表现为过高鼻音；部分患者即使在手术修复后，因为腭咽闭合不全，仍然表现出以过高鼻音、鼻漏气和压力辅音缺失为特征的"腭裂语音"，对词汇、语句表达的流畅性和节奏性产生严重影响。

3. 腭裂手术及语音训练什么时间做合适?

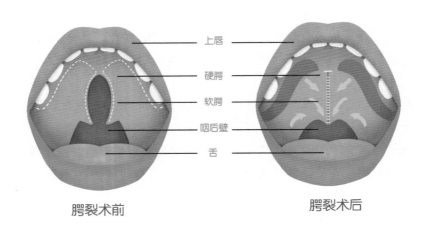

| 上唇 |
| 硬腭 |
| 软腭 |
| 咽后壁 |
| 舌 |

腭裂术前　　　　　　　　　　腭裂术后

腭裂修复术有主张患儿在 8 ~18 个月时进行的，亦有主张患儿在 3 ~6 岁进行的，具体根据患儿情况决定手术年龄。术后只要恢复了正常的腭咽闭合功能，无其他发音器官结构缺陷及明显智力、听力障碍者，语音训练不受年龄限制。腭裂术后语音训练时间选择取决于两方面：①手术后的时间。腭裂术后或腭裂二期咽成形术后，腭咽闭合恢复的时间一般在术后 2 ~3 个月，此时术后组织肿胀基本消失，已慢慢恢复感知觉。有些小年龄段儿童在术后某些音可自行得到纠正，但是大部分人的发音习惯及构音动作仍有障碍,仍需要进行构音康复训练。有些构音异常持续1年甚至更长时间才逐渐恢复,也就是说,音质问题和发音不清问题可能会持续很长时间;腭裂术后恢复期的患者,不要因为腭咽闭合不全而放弃语音训练,而要根据孩子的情况来决定。②患者的年龄。语音训练的年龄应是3~4岁,此年龄段的儿童能基本理解和接受成人的指令,并能进行配合和模仿,不配合者可稍推迟。然而,年龄越大,比如10岁以上的儿童,训练时间越长,效果一般不理想,因为儿童已经形成的不良发音习惯越来越顽固,难以改变。

4. 为什么语音训练要尽早开始,年龄越小,效果越好?

对早期手术患儿,语音训练应尽早开始,年龄越小,效果越好,原因如下:①孩子理解力虽稍差,但具备较强的模仿能力,能将正确的发音应用到日常生活中。②在异常语音习惯还未牢固形成以前进行治疗,不良习惯比较容易替代。③有意识的语音训练活动可进一步刺激孩子语音的发育。④通过训练学会正确的汉语拼音发音及拼字等方法,为儿童入学后的学习和语言交流打下基础,有利于孩子在心理上健康成长。

5. 腭裂术后语音障碍怎样分阶段治疗?

一般分为3个阶段。第一阶段:术后2~3个月主要是训练与腭咽闭合相关肌肉的力量和协调性,对气流的控制能力;舌、腭等发音器官运用灵活和协调学会运用腭咽闭合功能。第二阶段:习得正常语音模式的训练。第三阶段:巩固加强运用训练,将正确的发音和发音技巧灵活地运用到日常生活中。

(三)病例分析

本病例中,生后即有腭裂,7月龄前有"腭裂修复术"史,目前因发音不清进行康复治疗,圆圆的语音障碍主要是由于解剖结构异常所致软腭功能不足和不良代偿发音习惯习得,而且术后未能运用正确的方法进行语音矫正,诊断为"腭裂修复术后构音障碍(器质性)"。

学龄前期是语言发育的关键期,纠正圆圆的发音习惯尤为重要。构音评估结果可以看出,圆圆的腭咽闭合完全,鼻腔共鸣亢进,错误发音主要分布在声母,发音的错误方式为歪曲。口部运动评估报告显示圆圆还存在一定程度的口部感知觉及口部运动问题,她的口面部感知觉超敏,最长声时较短,呼吸功能较弱。圆圆的腭裂修复术后恢复良好,腭咽闭合完全,但发音时软腭上抬不足,鼻腔共鸣亢进。口部运动功能中,以舌运动功能问题显著:舌肌肌力较差,舌运动欠灵活。综合以上情况,口部感知觉、腭咽肌群运动、口部运动很大程度上影响了发声时腭咽共鸣腔、口部器官的灵活运用,从而导致语音清晰度差。

因此在康复治疗中,注重诱导腭、咽、舌等语音器官及相关肌群协调运动训练、对气流的控制训练,以及呼吸与发声的协调能力的训练,同时加强口部感知觉刺激,促进舌、腭运动的灵活性,强化唇、舌、腭运动的协调运动,注重将所学语音进行自然交流的巩固和强化训练,直到能将所学发音技巧运用到简单的日常交流中。训练中适当地借助音乐、动画、玩具和互动游戏等可以大幅度提高孩子的配合程度和耐心,并且要利用录播视频、语音等做到正确的发音及时反馈、错误的发音及时纠正,提升孩子的自信心和认同感。

总之,腭裂语音障碍儿童宜在早期选择腭裂修复手术,手术不仅修复了解剖缺陷,还为语音提供了正确的构音和共鸣条件。术后 2~3 个月在医师指导下及时、规范地进行语音训练,一般预后良好。

七 听功能障碍伴言语障碍

（一）病例呈现

患儿乐乐，男孩，3 岁 8 个月。乐乐是家里的第二个孩子，3 岁 8 个月了还迟迟不会说话，家长开始着急了，因为大宝 3 岁多的时候已经能说很多句子，能进行简单的对话交流了，家长上网搜索后看到有人说可能是孤独症，但是乐乐愿意与其他小朋友一起玩耍，可以用手势和眼神进行一些沟通和互动，也没有明显刻板动作，而且乐乐运动功能的发育与正常小朋友是一致的，家族中也没有这样的情况，那这究竟是怎么回事呢？怀着忐忑的心情，家长来到了医院就诊于康复科，经医生详细的检查，诊断为听力障碍，也就是"聋"，这下家长心情更沉重了，常言道"十聋九哑"，这可怎么办呀？

可喜的是，随着医疗技术的进步，现在针对听力障碍的孩子，可以通过佩戴助听器或者植入人工耳蜗获得听力补偿。而且乐乐的听力损失不是特别严重，佩戴助听器即可帮助到他，不需要植入人工耳蜗。

现在乐乐佩戴助听器 2 周了，可仿说少量单音节或叠音，如"不""要""拜拜""杯杯"等音节，叫名反应差，指令理解差，不认识颜色、大小，不会指认五官，注意力不集中；会用勺子、筷子吃饭，会自行穿简单衣服、鞋子，会扣扣子，危险意识尚可，会示意大小便，可独自小便，大便需要父母辅助，无刻板重复动作，与家人有亲近感，为康复治疗来院就诊。

医生对乐乐进行了系统的体格检查，双耳外观无畸形、外耳道无异常分泌物、佩戴助听器，其余系统查体无异常。

精准的评估及检查后，医生诊断为"①听功能障碍；②言语和语言发育障碍"收入院进行治疗。治疗师进行详细的分析后，制定了精细化的治疗目标和治疗方案，由此乐乐开始进入系统的康复训练。

（二）知识点

听觉能力是指通过后天学习获得的感知声音的能力,尤其是感知言语声音的能力。听觉能力的发展主要经过听觉察知、听觉分辨、听觉识别和听觉理解4个连续的阶段。听觉察知是判断声音有没有的能力;听觉分辨是在具备了听觉察知能力的基础上,对声音信息的时长、强度(声音的大小)、频率(低沉还是尖锐)、语速的差异等特性进行辨别的能力;听觉识别是指把握音段、音位多种特性从而将声音识别出来的能力(比如说我发"a"对方听到的是"a",我发"u"对方听到的是"u");听觉理解主要是将音和义结合的能力。4个阶段各有侧重,螺旋上升,对于同一个内容,从听觉察知发展到听觉理解。

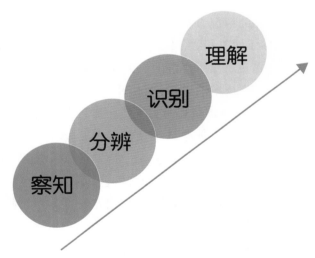

听觉能力发展的4个阶段

1.听力与听觉有什么关系?

听力是指听到声音的能力,即有声音还是没有声音,这种能力是先天所具有的,主要受听觉系统外耳、中耳、内耳(包括耳蜗和前庭)这些器官发育的影响。外耳收集声音、中耳传导声音、内耳将声信号转变成神经冲动,这些都在外周器官完成,因此,外耳、中耳、内耳受损都会影响听力,即影响听到声音的能力。

听觉则是指听清和听懂声音的能力，它是在听力的基础上，经过各级听觉核团的加工处理及听觉中枢水平的综合作用而产生的，主要受听神经及大脑皮质听觉中枢的影响。听觉功能，很大程度上与后天的经验和学习有关。

由此我们可以看出，听力可以通过人工耳蜗植入或佩戴助听器进行改善，而听觉可以通过听觉康复帮助其最大限度地利用残余听力，使助听效果最大化，并进一步发展语言认知等方面的能力。

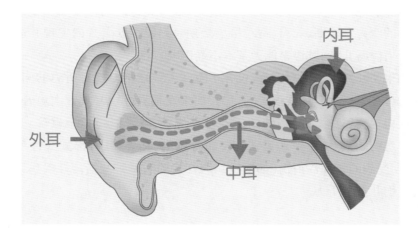

2. 戴上助听器或者人工耳蜗，不就意味着能听到了，为什么还要做康复训练？

这就涉及听力与听觉的关系。正常的儿童，听力是正常的，从出生起，宝宝就开始接受外界声音的刺激，包括但不限于语言，在这些声音的刺激下，脑功能得到了正常的发育，而听力的损失阻断了大脑接收外界声音的刺激，从而影响了脑功能的正常发育。助听器或者人工耳蜗补偿的是儿童的听力，补偿不了听觉、认知等脑功能，这些是需要一点点积累的。

3. 为什么要重视早期听力筛查？

听力障碍是一种常见的出生缺陷，先听后说，听力是语言发育的基础，听力障碍的儿童（尤其是先天性听力障碍）因为听力受限，语言发育也会受到影响,因此依靠儿童自己去表述其听力问题是不太现实的,儿童听力障碍有一定的隐匿性,不容易被发现。尤其是像本病例中的儿童,可以听到一部分特殊的声音,生活中更容易被忽视,从而错过了最佳干预时机,语言、认知、社交等也可能会受到影响,更影响孩子入园就学。

新生儿听力筛查是发现新生儿听力障碍的有效途径,早发现、早诊断、早干预有助于最大可能性地降低听力障碍对儿童造成的影响。

目前新生儿听力筛查技术在我国已普遍开展,在婴儿出生后 48 小时通过耳声发射或听性脑干反应进行筛查,操作简便、没有创伤。初筛显示"未通过"的需要在 42 天内进行复筛。复筛显示"未通过"的需要在 3 个月内进行详细的听力学诊断,如有需要,尽早干预。只要在 6 个月内发现并适当干预的听力障碍儿童,其语言能力基本不受影响。

如果婴儿通过了听力筛查,也并不意味着以后绝对没有听力的问题,还需要父母在生活中多观察孩子的行为,如果发现看电视喜欢开大声音、对叫名字反应迟钝、只对一些特殊的声音有反应等,要及时带孩子就诊。另外,需要注意的是,急慢性中耳炎、脑炎、病毒感染、耳外伤、耳部先天性结构异常、孕期受到的物理性损伤(如射线)、胆红素脑病及某些遗传性疾病等也可能会损伤儿童的听力。

(三)病例分析

根据以上病例叙述,乐乐从小不会说话,2 周前佩戴助听器,目前 3 岁 8 个月,只可仿说极少量单音节或叠音。毫无疑问,乐乐的语言障碍是由听力障碍导致的,故诊断为"①听功能障碍;②言语和语言发育障碍"。

乐乐不会言语、叫名反应差,但目光交流可,会挥手表示再见,愿意与其他小朋友一起玩耍,可以用手势和眼神进行一些沟通和互动,无明显刻板动作,可排除"孤独症"。

先听后说,听力是语言发育的基础,听力的损失势必会影响听觉和语言的发育问题。但是家长有些疑问:乐乐生活中对声音是有一些反应的,比如听到拍门声会跑到门口,让他去扔垃圾、穿鞋之类的他也能听懂,为什么还是会被诊断为"听功能障碍"呢? 需要注意的是,家长让乐乐去扔垃圾或者打开电视等,乐乐能正确地"执行",可能是因为乐乐对于当下场景的正确判断与思考,比如擦完桌子纸脏了,就该扔到垃圾桶里了,这时就算家长没有说"扔垃圾桶里去",甚至什么都没说,乐乐可能也会把垃圾扔到垃圾桶里,这源于他的生活经验,说明乐乐涉及听力相关的认知还可以,而不一定说明乐乐能听见、听懂家人说的话了。

现4个月过去了,乐乐的听觉和语言都取得了非常明显的进步。听觉方面,各类声音的听反应都很好,可以从不同维度区别听到的两个声音的异同,大部分声母和韵母可以从听觉上识别并说出来,图片的听指认也可以完成一部分;语言方面,可以主动说很多词语及简单词组,比如"给你""要抱抱""帮帮我""猴子""斑马""帽子""轮船""菠萝"等,乐乐的爸爸、妈妈都非常开心,对于后续的康复治疗很有信心。相信后期经过持续的康复治疗,乐乐的语言会越来越丰富的,融入学校、融入社会是完全有可能的。

八　口　吃

（一）病例呈现

患儿豆子，男孩，4岁3个月。4岁本是活泼好动、爱说爱笑的年龄，可是小豆子这半年来的表现愁坏了豆爸、豆妈。以前那个见人就打招呼，会背古诗、讲故事的帅气小家伙变得郁郁寡欢、沉默寡言了。豆爸、豆妈说起这事来也很郁闷。半年前的一天，小豆子在和其他小朋友玩玩具时发生了争执，平时说话速度就快的小豆子，一激动说话开始变得磕磕巴巴。起初豆爸、豆妈没有太在意，想着过几天自己就好了，可是时间一晃半个月过去了，小豆子说话重复的毛病并没有好转，首字重复明显，紧张时还会加重，有时候还伴有呼吸加快、手握拳等现象。为了纠正小豆子说话重复，豆爸、豆妈尝试了很多种办法，如鼓励、批评、背绕口令、报口才班，甚至想过剪舌系带等，但是，这些办法对小豆子来说没有任何作用。豆爸、豆妈为此很苦恼，小豆子从小的生长发育跟同龄的小朋友是一样的，怎么会结巴呢？我们家也没有出现结巴的人呀？

豆爸、豆妈决定带小豆子到医院康复科就诊，经过相关的检查及评估后，医生诊断小豆子得了"口吃（结巴）"，并制订了治疗目标和治疗方案，由此小豆子开始进入系统的康复训练。

（二）知识点

1. 什么是口吃？

口吃是一种言语的流畅性障碍，俗称"结巴"。世界卫生组织对口吃的定义为：口吃是一种言语节奏的紊乱，即口吃者因不自主的声音重复、延长或中断无法表达清楚自己所想表达的内容。

2. 口吃的诱因是什么?

传统的观点认为口吃主要与心理行为因素有关,诱因主要包括两大类。一类是一种学习行为,是孩子学习后形成的条件反射,即模仿,又分为有意模仿与无意模仿,模仿的情况在幼儿园与小学阶段多见,有些孩子看到口吃的人说话感到很好奇,自己就模仿,慢慢地,孩子自己也患了口吃,这是有意模仿。还有一种情况是家里有口吃患者,或长期与口吃小伙伴一起玩,时间长了也会不知不觉地染上口吃的毛病,这是无意模仿。另一类为在经历特殊场景时,孩子在心理上受到刺激而导致口吃,如:受辱,孩子在一定场合,精神上受到伤害导致了口吃;惊吓,指孩子在偶然的情况下遇到险情,受了惊吓导致口吃;惊喜,孩子遇到高兴的喜事,由于过分激动也会引起口吃的发生。

近年来,口吃的研究者开始从医学的角度寻找口吃的原因。一种研究是探索口吃的遗传因素,有一些重要的现象表明遗传因素参与发展性口吃的发生,如父母口吃,孩子患口吃的概率是普通孩子的 3 倍。另一种研究是探寻口吃的神经学起源,研究表明口吃的确存在神经因素。

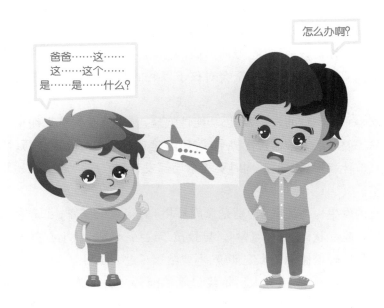

3. 哪些临床表现能说明孩子可能是真的口吃？

①说话的时候，孩子明显非常努力想说但却说不出来，并可能伴有身体肌肉非常紧张的现象。②说话困难的时候，明显伴有身体伴随动作，如眨眼、晃手、深呼吸、清喉咙等。③说话停顿时间长，有声带振动但没有声音。④家族有口吃史。⑤孩子口吃已经成为惯常现象，并持续 5 个月以上的时间。⑥需要注意的是：有些孩子说话音节延长、吐字不清晰，或者是吐词不连贯，不能够正常地交流，或者是出现了说话比较吃力的临床表现等，虽然没有上述的口吃典型临床表现，但是要警惕，这可能就是口吃的预警表现。

（三）病例分析

小豆子年龄为 4 岁，属于学龄前（无阅读能力）孩子，首次就诊，依据儿童临床表现，明确诊断为"口吃"。口吃严重程度量表-4（SSI-4）回示：频率计分 12，持续时间时长计分 10，身体伴随动作计分 2；百分等级 41% ~60%，提示中度口吃。

一般儿童口吃多在 2~5 岁发生，男女比例为 3∶1 或 4∶1，称为发展性口吃。这一阶段的儿童语言处于爆发期，词汇快速增加，同时又要学习使用成人的句型和词汇，一旦口吃习惯形成，即形成了所谓的口吃病，会让孩子变得性格孤僻、内向、自卑，甚至会对孩子以后的生活、学习、工作造成一定的影响。

口吃是一种不良的发音习惯、功能性疾病，要靠康复训练来纠正。口吃的治疗除了要激活大脑语言优势半球，还需建立专门的流畅性技巧，比如呼吸、语速、节律、音量的训练，同时要注意局部发音器官肌肉的紧张和儿童心态的调整。

口吃的发生也与环境（特别是家庭环境）有很大的关系，儿童家长比较紧张儿童口吃症状，家庭气氛紧张，导致孩子说话"看眼色、小心翼翼"，因此嘱咐家长创造轻松愉悦的家庭环境，不要给孩子过大压力。

幼儿时矫治口吃，比成人后饱经口吃的痛苦之后再矫治具有更为重要的意义，而且也比较容易。在症状未"定型"前，定期评估、定期调整康复治疗方案是必须的，良好的康复治疗可以帮助口吃儿童改善纠正症状，融入正常学校集体生活,提高其社会交往能力和生活质量。

本例中,小豆子经过3个月的系统康复训练,讲话的语速变慢了,节奏感增强了,手部伴随动作明显减少,言语的流畅性有了显著改善,豆爸、豆妈都开心极了,对于后续的康复治疗很有信心。

九 失语症

（一）病例呈现

患儿壮壮，男孩，4岁8个月。壮壮是家里的第3个孩子，从小就聪明活泼，从三岁半上了幼儿园，每天放学回家都会叽叽喳喳不停地给爸爸、妈妈分享幼儿园发生的有趣事情。

5个月前原本幸福的生活被一场突如其来的疾病打乱了。壮壮突然出现反复高热、抽搐、昏迷，爸爸、妈妈吓坏了，赶紧拨打120把壮壮送到某省级医院神经内科，医生检查后告诉壮壮爸爸、妈妈，孩子得了病毒性脑炎，情况危急，给予紧急抢救治疗后，总算把命保住了。

可是随着孩子病情逐渐恢复，壮壮会走会跳了，但是他们发现壮壮像小哑巴一样，能听懂简单的话但仅能发"啊啊啊……""不要""宝宝""狗狗""杯杯""尿尿"等简单音节，壮壮爸爸、妈妈愁眉不展，说："为什么之前那么伶俐的孩子，生了一场病，就不会说话了？生病之前，我们壮壮和同龄小朋友一样聪明啊。"

康复科医师给壮壮进行了相应检查和康复专科评估。经过医生的一番解释，壮壮爸爸、妈妈明白了原来孩子得了"儿童运动性失语症"，康复治疗师给孩子进行了呼吸训练、口面部运动训练、语言训练等治疗1个月，壮壮已经会说"我吃苹果""看手机""妈妈抱抱"等3~4字简单词组。

（二）知识点

1. 什么是失语症？

失语症是由脑外伤、脑炎、脑血管畸形、脑肿瘤、癫痫、中毒等各种原因引起的大脑功能受损，引起在听、说、读、写4个方面不同程度的受损。脑外伤恢复最快,脑炎次之。年龄越小,大脑可塑性越强,恢复的可能性越大,恢复得也越快。

2. 失语症有哪些临床表现?

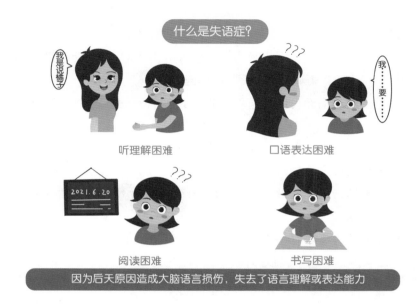

临床上失语症患者的语言症状主要表现在听理解、口语表达、阅读、书写4个方面的障碍。4种障碍可以在一个孩子身上同时出现,也可以单独出现。

(1)听理解障碍 是失语症患者常见症状,是指患者对口语的理解能力降低或丧失,在临床上常表现为语义理解障碍、语音辨识障碍。

(2)口语表达障碍 临床上常表现为口语的流畅性与非流畅性、错语。

(3)阅读障碍 临床上表现为阅读理解困难、诵读困难。

(4)书写障碍 写字及把字组成句子时有困难;使用数字和做算术有困难,如不能分辨时间、不会算钱、不会加减法等。

3. 失语症有哪些类型?

失语症分类的研究已超过一个世纪,但至今尚无一种为世人所公认的分类法。介绍一下当今国内外通用的以解剖——临床相关为基础的分类,主要有 8 种。

（1）运动性失语　又称为表达性失语，主要表现为明显的口语表达障碍，言语表达能力丧失或仅能说出个别单字。

（2）感觉性失语　以严重的听理解障碍为特点，语调正常，言语流畅，但用字错误，别人听不懂，也不能正确复述和书写，对言语和书写文字（阅读）的理解能力丧失。

（3）传导性失语　主要表现为重复别人的讲话时困难，能听懂的词和句却不能正确复述，言语流畅，用字发音不准。

（4）经皮质运动性失语　有运动性失语的特点，但程度较轻，且保留复述能力。

（5）经皮质感觉性失语　有感觉性失语的特点，但复述较好。

（6）经皮质混合性失语　除口语复述外，其余语言能力均有严重障碍。

（7）完全性失语　是最严重的一种失语类型，所有言语功能（听、说、读、写）均有明显障碍。

（8）命名性失语　以不能命名为主要特征，但常可接受选词提示，口语流利、言语理解基本正常，复述好。

（三）病例分析

6 岁之前儿童语言尚处于发育期，这个年龄段的孩子如果罹患脑外伤、脑炎、脑卒中等疾病，容易损伤语言中枢，导致失语症。壮壮患脑炎后口语表达能力差，但听觉理解及视觉理解能力正常，根据其头颅磁共振结果进行综合分析，壮壮有可能是脑炎后损伤了脑部的运动性语言中枢，导致壮壮出现"运动性失语症"而非"感觉性失语症"和"混合性失语症"。

经康复专科评估得出，壮壮理解能力达到 48 个月，但是表达仅能达到 18 个月水平，只会表达如"啊啊啊……""不要""宝宝""狗狗""杯杯""尿尿"等简单音节；适应性处于边缘状态；呼吸支持不足；口面部感知觉超敏，不让触碰脸颊及口腔内部；舌肌、咬肌和唇面部肌肉肌力欠佳，喜欢吃软的食物，不喜欢吃质地偏硬的食物；舌上抬动作不充分，舌的连续运动如左右连续、前后连续、上下连续等动作不能完成。

综合以上评估结果，康复医师为壮壮制订了个体化的康复方案，壮壮在治疗师的引导下利用规范的早期语言训练系统进行训练,促进正确发音。康复治疗遵循循序渐进的原则,训练内容从简单到复杂,语言训练从唇音的口型模仿练习开始,从单字、单词到简单的语句,最后再训练复杂的长句,提高主动表达能力,同时,注重口部运动训练,促进口腔发音器官协调运动及口腔感知觉的正常输入,降低口面部感知觉敏感度。另外,该儿童最长声时短,说话声音小,易疲劳,通过呼吸训练可锻炼孩子心肺功能、呼吸耐力,提高最长发音时间、发音清晰度。

经过 3 个月系统的语言康复训练,壮壮语言表达能力恢复到正常,可以回归正常幼儿园生活了。

儿童失语症在脑损伤后 6 个月内恢复较快,需尽早介入康复训练,提高康复疗效。定期评估、定期调整康复治疗方案是必须的,良好的康复治疗有可能帮助孩子融入正常学校集体生活,早日回归家庭、回归学校、回归社会。

遗传相关性疾病伴言语障碍

（一）病例呈现

患儿筱筱，女孩，2岁1个月。筱筱是个特别乖巧的小姑娘，很安静，很少哭闹、发脾气，妈妈每天给她梳着乖巧的小辫子，看起来是那么惹人喜爱。

与别的小孩不同，自幼筱筱发育就比别人慢，抬头、翻身、坐都比别的孩子晚很多，说话也晚，别的孩子都能背古诗了，筱筱仍不会叫爸爸、妈妈。筱筱手脚指甲根部经常是红肿的，冬天短暂外出一会儿，筱筱的脸颊、手脚上都会长出大片的冻疮，刚开始还被误认为是鸡蛋、鱼虾过敏造成的。筱筱5个月大时诊断为"全面发育迟缓"，妈妈就开始带着她在当地市级医院间断康复治疗1年多。为了给孩子治病，妈妈可没少掉眼泪，筱筱出生后至少一半时间都是在医院中度过的，筱筱的进步却很慢，目前2岁1个月仍独坐不稳、不会爬、不会独站；主动发音少，只会发"mama"音，多用肢体表达需求，认识家庭成员，不能辨识五官，不认识自己的物品；吃饭挑食，吃饭慢，不喜欢吃较硬的食物，不会用勺子，不会捧杯喝水，不会示意大小便。

省级专家去筱筱所在的医院义诊，结识了这个乖巧的小女孩。转诊到省级医院进行详细检查并评估。筱筱各方面"慢"的真面目才被揭开，原来孩子患的是"Aicardi-Goutières综合征Ⅰ型"。

（二）知识点

1. 什么是 Aicardi-Goutières 综合征Ⅰ型?

Aicardi-Goutières 综合征（AGS）是一种罕见的以神经系统及皮肤受累为主的自身免疫性疾病，大多为常染色体隐性遗传。主要临床表现包括全面发育迟缓或倒退、冻疮样皮损、癫痫、小头畸形、颅内多发钙化灶、脑白质病变、脑脊液慢性淋巴细胞增多症等。AGS 致病基因有 *TREX*1、*RNASE2B*、*RNASE2C*、*RNASE2A*、*SAMHD* 1、*ADAR* 和 *IF*1*H*1，分别对应于 AGS 1～7 型。*TREX*1 基因缺陷与 AGS、家族性冻疮性狼疮、系统性红斑狼疮和伴有脑白质营养不良的视网膜血管病有关。

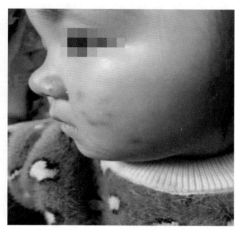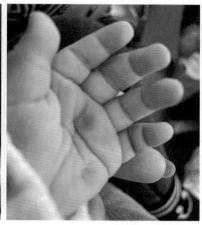

2.怎么早期识别遗传性代谢性疾病儿童言语障碍的临床表现？

（1）可参考本篇"语言发育迟缓"病例中"正常儿童语言发育规律"及"儿童语言发育迟缓的常见表现"来进行比对。

（2）遗传性代谢性疾病的儿童往往表现为全面发育落后，有些以运动功能落后为主，有些以语言、智力、社交水平落后为主；要注意的是，特别是以运动功能落后为主的儿童，在早期家长往往忽视儿童的语言功能，人体的各个功能是相互促进、相互影响的，如果儿童出现运动功能落后明显、肌张力低、肌肉无力、吞咽喂养困难，尤其是头颈部运动异常等情况，家长需警惕儿童是否存在语言发育落后、构音障碍。

（3）遗传性代谢性疾病的儿童因体内物质代谢异常或基因异常，体质弱，全面发育落后，与外界接触少，认知理解能力可能会受影响，认知理解能力是语言表达的基础，这类孩子需警惕语言发育的问题。

（三）病例分析

本例儿童筱筱年龄为 2 岁 1 个月，多次就诊治疗，完成的相关评估均显示其问题为全面发育迟缓，结合基因检测结果，诊断"Aicardi-Goutières 综合征 I 型"，只会叫"妈妈"，多用肢体表达需求，结合语言评估结果，诊断为"言语发育障碍"。

Aicardi-Goutières 综合征是一种与遗传相关、由免疫介导的脑白质营养不良、钙化形成、微血管病变及髓鞘化异常严重的亚急性脑部疾病，预后差。神经系统是主要的受累器官，常见表现包括精神运动发育迟缓、痉挛步态、四肢瘫痪、肌张力障碍，部分出现听力障碍、癫痫，所有的临床表现随年龄增加而发展。结合筱筱儿童发育检查量表评估为重度发育迟缓：交流态度不良。理解阶段：对事物未分化阶段，事物间对应关系未建立；表达无意识发"mama"音。基础性过程：动作性课题小球投入、反应延迟均不能完成，各方面均显示发育落后于正常同龄儿童。

根据临床表现及评估结果，筱筱的运动、认知、语言均发育迟缓，治疗上要从各个方面出发，大运动及感觉统合能力的训练有利于姿势控制及统合能力的提高，这是语言表达的基础，精细运动的训练有利于认知、日常生活能力及大脑分化功能的提高，利用专业的语言训练系统和语言治疗师专业的指导从认知、理解、转化、表达各个方面提升。

综合有效康复治疗的前提离不开定期评估、定期调整康复治疗方案，虽然康复评估及训练不能从根本上改变基因病、染色体病的遗传物质及病因，但是综合全面的康复治疗有可能帮助孩子更好、更快地恢复功能、提高生活质量、尽早融入正常的学习生活中。

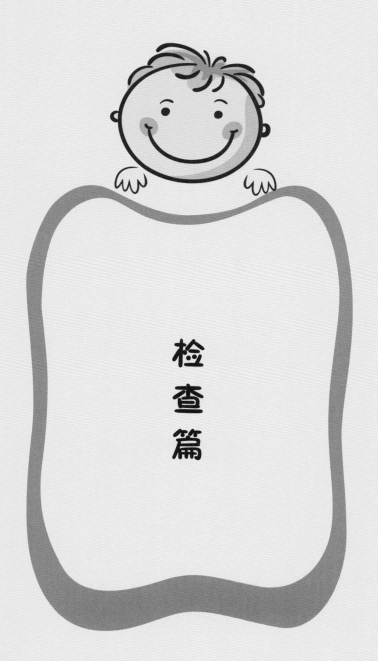

检查篇

一 一般检查

人们在日常的生活和工作中用言语进行交往和传递信息,在产生和运用言语的过程中常常是无意识的,比如不知道哪些器官参与、如何进行活动,但实际上言语处理的过程是相当复杂的。通常,为了便于理解,将言语处理过程分为 3 个阶段,分别为言语学水平阶段、生理学水平阶段、声学水平阶段。言语处理过程中的每一个阶段都很复杂,要表达的意图、内容、发声构音器官的协调等随着年龄变化而变化,所以,言语功能与大脑发育、生理状态均有关;引起言语障碍的原因有很多,不同的原因引起不同的言语障碍类型,有些言语障碍是缺乏言语表达的条件刺激单纯存在的,而有些言语障碍是某些原发疾病临床表现之一,因此,不能只对言语产生系统进行检查,而是要进行全面的检查评估。下面简单介绍一下言语障碍相关疾病的检查。

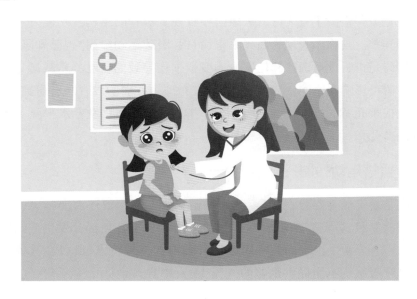

（一）系统体检

随着人们卫生健康意识的大幅度提升,定期体检越来越普遍化,而且发现针对不同人群、不同目的,体检项目各不相同。针对言语障碍儿童,该如何体检呢? 一般体格检查包括什么?

一般体格检查是医生进行临床诊断的重要环节,一般遵循从上往下、从一般情况到神经系统的顺序,基本方法有 5 种:视诊、触诊、叩诊、听诊和嗅诊。视诊可以观察儿童一般状态和许多全身性的体征。例如:同样因为不说话前来就诊,孤独症儿童存在不(少)对视、刻板行为;智力低下儿童存在表情呆滞;脑性瘫痪儿童存在运动障碍,可能合并小头畸形;构音障碍儿童存在构音器官畸形、语言发音不清;而遗传相关性疾病儿童多存在特殊皮纹、毛发、气味、面容等。针对儿童言语障碍疾病,可以观察其语言、音调和语态,常见的异常表现有失语(语言功能缺失)、语调异常(语言过程中的语音和声调的异常)、语态异常(语言节奏紊乱、表达不畅、快慢不均)、构音障碍(发声困难、发音不清,但对语言文字的理解正常)等。

1. 视听觉对语言学习的影响

视觉障碍指由于先天或后天原因导致视觉器官的结构或功能发生部分或全部异常。其临床表现为屈光不正、斜视、眼球运动障碍、视感知障碍等。听觉障碍是指听觉系统各部位发生病变或损伤导致的听觉异常或减退。视听觉障碍可影响儿童的认知、语言、社交、心理等方面的发育。有研究发现,视听觉损害儿童的社会交流、情绪控制、自信心等方面,发育水平显著低于正常同龄儿童。

2. 言语运动控制三兄弟

喉是发音的主要器官,但声音的协调和语言的构成还需要肺、气管、咽喉、口腔、鼻腔、鼻窦等多方面的配合才能完成,以上任何部分发生病损时都会导致声音异常。由于幼儿呼吸系统有独特的生理特点,所以在其说话时易出现呼吸系统不能提供足够的气流支持,常导致说话中途断句、气喘、中途停顿换气、声音响度逐渐降低等现象。当儿童患呼吸道疾病或因其他疾病导致言语障碍时,更易发生呼吸功能不全、言语呼吸支持不足等现象。

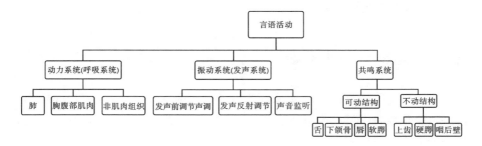

3. 查听力的原因

在进行头部检查时,需要了解耳、鼻、口腔的一般情况,例如外耳道是否有流脓、局部红肿,是否有鼓膜穿孔等,其中最重要的是听力检查。

儿童时期正常听觉的发展作用巨大,例如:新生儿在生后 3 ~ 7 天,听觉敏锐度即有大幅度提高,不仅能分辨母亲与他人的声音,还能区分声音的高低。到了 2 ~ 3 月龄,婴儿已经能辨别不同的语音并对此产生不同的反应,比如,在听到柔和、悦耳的声音时会面露笑容,在听到刺耳的声音时会烦躁不安。4 ~ 5 月龄的婴儿能够分辨熟悉和陌生的声音,在小儿的耳后摇铃,他能够转过头寻找声源。6 ~ 7 月龄时,婴儿已能区别父母的声音,在听到别人叫自己名字时会回应,还能对发声的玩具感兴趣,能够模仿声音。8 ~ 9 月龄婴儿能够理解简单的语言,能逐渐听懂几个字,包括家里成员的称呼。10 ~ 12 月龄婴儿能够随着音乐摆手,并能寻找视野以外的声音。在听到大人的指令后能够指出自己的五官,如眼睛、耳朵、鼻子等。1 岁半时,幼儿开始区别不同的声响,如犬吠声与汽车喇叭声。到 2 岁时,幼儿可精确地区别不同声响度。由此可见,儿童时期的正常听觉功能在促进儿童产生言语、学习与人交流和探索自身及外部世界的重要性。没有正常的听觉,将对儿童发展产生严重的不良影响。

（二）神经系统专科体检

在与儿童言语障碍疾病相关的神经系统专科体检中,最主要的是脑神经检查,例如舌咽神经和迷走神经同时受损时,咽部软腭和喉部感觉与肌肉运动都出现明显障碍,会出现声音嘶哑;舌下神经受损时,由于舌肌萎缩、纤颤,容易出现说话笨拙。

(三)量表与评估方法

儿童言语障碍是指语言发展能力与生理年龄相比有明显偏差或缺陷。言语障碍是指言语发音困难、嗓音产生困难、气流中断或者言语韵律出现困难。常见病因有先天因素和后天因素。

先天因素有以下几种。①传入通道异常:感官能力受损(听觉、视觉、触觉、味觉),最常见的是听觉受损,如反复或习惯性中耳炎后导致听力下降。②中枢神经功能障碍:脑部功能障碍或结构异常,导致语言的输入、整合、输出功能障碍。③传出通道异常:构音器官异常,如腭裂、不随意运动型脑性瘫痪伴口部运动障碍。后天因素有以下几种。①创伤或后天疾病。②语言环境因素。③儿童心理因素。

相关言语和语言发育障碍的因素如此之多,我们怎么知道孩子的语言发育是否迟缓、是否严重呢? 我们可以通过相关评估了解,及时干预。

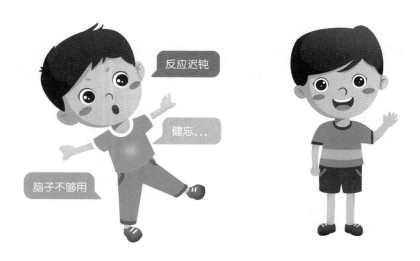

1.语言发展的评估

美国儿科学会制定了考察语言的婴幼儿语言发育里程碑指南,根据该指南,儿童一般在 12 个月,至少应该在 15 个月之前产生他们的第一个单词,如果在 24 个月之前产生他们的第一个单词组合,家长和社区、基层儿保人员就应当及早对这些儿童进行鉴别和诊断,以提高早期干预的效果。如何查?见病例篇"语言发育迟缓"病例中介绍的语言发育规律。语言评估的量表有以下几种。

(1)皮博迪图片词汇测验(PPVT):测验方法极为简单,检查人员展示 4 张图片并说出一个目标词汇,由被检查者从中选择一张与之相符合的图片,答对得 1 分,反之得 0 分,连续 8 个词中有 6 个错误时测验终止。适用于无口语表达或表达能力差的儿童。但该测验只能测量理解能力,无法测量语用能力、表达能力。

(2)汉语版语言发育迟缓检查法(汉语版 S-S 法):由中国康复研究中心修订,属于筛查性测试。检查内容包括 3 个方面,该检查将儿童语言发展分为 5 个阶段,每个阶段都对应着正常儿童的实际年龄水平,可根据其水平制订康复计划。

汉语版 S-S 法是从认知的角度,对"符号形式与指示内容关系""促进学习有关的基础性过程"和"交流态度"3 个方面进行评定,适用于 1~6.5 岁的语言发育迟缓儿童,不适用于以听力障碍为原因的语言障碍。主要从基础性过程(动作性课题)、符号与指示内容的关系(理解能力、表达能力)、交流态度 3 个方面对儿童进行语言发育的评价。

随着年龄的增长,语言发育迟缓儿童动作性课题和理解能力异常比例均逐渐上升,动作性课题更是在 2 岁后百分比出现逆转,年龄越大,语言理解和表达均异常的比例越高,而年龄越小发生单纯语言表达异常的比例越高。而 2 岁后更是语言表达异常合并其他问题的高峰期,容易并发其他发育障碍。

有专家发现 2 岁后的语言问题大部分属于其他发育障碍,而非单纯的语言问题。这一切提示家庭和医院双方应树立防范意识,注重 2 岁前儿童的发育特征,以便早期发现语言发育迟缓儿童,做好全面干预。

(3)麦卡锡儿童能力量表(MSCA):由美国儿童发展心理学家于 1972 年

编制,我国于 1991 年完成修订。该量表包括 5 个分量表,适用于 2 岁 6 个月至 8 岁 6 个月的儿童。虽然是能力评估量表,但其言语量表是认可度较高的语言评估工具,包括 5 项测试,即图画记忆、词语知识、词语记忆、词语流畅性、反义词类推。

（4）普通话理解与表达能力标准化评估（DREAM）：是基于中国大陆地区的普通话儿童来建立常模的综合性语言测试,适用于 2.5～8 岁的儿童,包括听力理解和语言表达两个分测验。

（5）汉语沟通发展量表（CCDI）：适用于 8～30 月龄儿童,以父母报告的形式完成。CCDI 包含普通话量表和广东话量表两个版本。分为词汇及手势量表、词汇及句子量表。

2. 语音评估

有些家长问："宝宝说话不清楚,我怎么知道他把哪些音发错了?"

这个时候可以进行语音评估测试。语音质量一般包含 3 个方面:清晰度、可懂度、自然度。清晰度是指语音在音节以上的语言单元（如音素、声母、韵母等）的清晰程度;可懂度是指语音中音节以上的语言单位（如字、单词和句等）的可懂程度;自然度是指对讲话人语音的辨识水平。

（1）中国康复研究中心构音障碍评定法:包括构音器官检查及构音测试两部分,通过该测试能判断构音障碍的类型,找出错误的构音及其特点,利于制订语言训练计划。

（2）Frenchay 构音评定法:国内使用的是修订版,该评定内容包括反射、呼吸、唇的运动、颌的位置、软腭运动、喉的运动、舌的运动、言语8 个大项,可用于动态观察症状变化、评定疗效。

（3）汉语言语流畅度诊断测验:20 世纪 90 年代,国内学者结合我国实际情况修订而成,可对言语流畅程度进行诊断和量化。测试内容由 10 部分组成。

3. 智力功能评定

认知功能是人们认识和获取知识的智能加工过程。智力障碍多表现在学习、记忆、思维判断及言语沟通交流方面异常。常用的检查项目及检查方法如下。

（1）韦氏智力量表：由美国心理学家韦克斯勒所编制，是继比奈-西蒙智力量表之后为国际通用的另一套智力量表。韦氏智力量表共有3套，即分成人（WAIS）、儿童（WISC）、学前儿童（WPPSI）。

韦氏智力量表能为早期教育干预提供有价值的信息，如评估入学预备和学习前的问题，或者为存在学习障碍的儿童提供专门的测量工具。韦氏智力量表应用范围广泛，对被测者智力鉴别有很明确的指导作用；对于智力障碍儿童具有辅助诊断作用；对于其他障碍儿童具有联合指导作用；对于普通儿童早期教育具有引导作用。

（2）雷文智力测验：一项非文字的智能测验。每张图片包括2个部分：一部分由数个小图组成，按一定规则排列，但缺失了一个小图；另一部分是一些备选的小图，要求被检查者从几个备选的小图中选出图案中所缺失的部分。该测验主要考察空间知觉、概念形成及推理方面能力。

（3）中国比内测验：1982年，吴天敏教授在前两版量表基础上进行了修订。测验包含语言文字、数字、解图和技巧测试，侧重考察儿童言语判断、推理等抽象思维能力。测验对象为2～18岁。基本上每岁3个试题，共计51个题目。最终计算IQ。

4. 发育评定量表

儿童处于发育期，根据评估目的，可将发育评估分为筛查评估和诊断评估两类，其中，筛查评估通常由基层儿保部门进行，可识别儿童是否存在某一特殊问题，据此能提供相应的干预措施，必要时转诊至上级医院进一步进行诊断评估。

（1）格塞尔发育量表：是国际公认的发育诊断量表，在国际及国内三甲医院的儿童康复科、儿保科广泛应用。适用于4周龄到3岁的儿童，测试内容由5个能区组成：适应性行为、粗大运动、精细动作、语言功能和个人-社会性行为，适应性行为是最重要的能区。此量表适用于评价中枢神经系统的成熟度，识别神经肌肉或感觉系统是否有缺陷，发现存在的可以治疗的发育异常，协助对筛查有问题的儿童进行诊断。通过对高危儿、早产儿的随访及筛查，发现存在功能障碍的儿童，及早开展康复治疗。

（2）语言行为里程碑评估及安置程序（VB-MAPP）：是对儿童的语言和学业能力的一个里程碑评估系统，它有标准的参照，包括提要求、命名、视觉感知和样本配对、动作模仿、独立游戏、社交和社交活动、发声、互动语言、语言架构、集体和教室技能、早期学术能力等 16 个技能领域、170 个里程碑方面的能力,对儿童进行全面评估。涵盖了语言发育的 3 个阶段:0～18 个月、18～30 个月、30～48 个月。该评估可以帮助医生和家长确认妨碍孩子学习和语言进步的障碍,制订个别化干预计划和目标。

(3)贝利婴儿发展量表:适用于 2～30 个月婴儿,包括 3 部分,智能、运动及行为记录。该量表应该主要用来测量婴儿当时的发展状况,而不是预测将来的能力水平。

5. 孤独症相关评定量表

有些家长问:"有的医生说我家宝宝是孤独症,有人说是语言发育障碍,您帮我看看吧。"通常,这时我们就要选择孤独症相关评定量表来进行评定。

孤独症严重危害儿童身心健康,儿童如果不能获得康复,可造成终身残疾,影响儿童终身的身心健康、社会交往、学习、生活、就业,给家庭和社会也造成了严重的负担。

(1)婴幼儿孤独症筛查量表(CHAT):是适用于 16～30 个月之间的孩子,共有 23 个条目,包括 17 个普通条目和 6 个核心条目,为早期发现提供依据。

(2)孤独症行为量表——ABC 量表:由 Krug 于 1978 年编制,表中列出 57 项孤独症儿童的行为特征,包括感觉能力(S)、交往能力(R)、运动能力(B)、语言能力(L)和自我照顾能力(S)5 个方面。

(3)儿童孤独症评定量表(CARS):是一个具有诊断意义的量表,是由 E. Schopler、R. J. Reichler 和 B. R. Renner 于 1980 年编制的。

(4)社交反应量表(SRS):该量表敏感性和特异性均较高,对阿斯伯格综合征也适用。

(5)孤独症诊断观察量表(ADOS):是诊断孤独症的权威标准工具之一,适用于儿童孤独症的诊断及鉴别诊断,能为临床医生提供很好的参考,很好地弥补了现行的孤独症筛查量表敏感性、特异性不足的问题。

6. 孤独症谱系及相关发育障碍儿童心理教育量表

儿童孤独症是一种严重的全面发育障碍,它能严重影响儿童的感知、语言、情感,尤其是社会交往等多种功能的发展,早期诊断和教育的早期介入,对于减轻儿童症状,最大限度发挥其潜能,争取较好的预后是至关重要的。

孤独症谱系及相关发育障碍儿童心理教育量表(C-PEP-3)能够充分反映出中国孤独症儿童的生理及心理特点。提供有关目前儿童发育水平的信息,指出儿童偏离正常发展的特征与程度,为临床医生、特教工作者及家长制定下一步的个别化教育方案提供科学依据。

7. 口部运动评估

不少家长问:"宝宝什么都能说,为什么说话听不明白呢?"

口部运动评估就是其中一项很重要的评估。

口部正确运动是参与进食、吞咽和构音运动的基础。口部运动用于评估下颌、唇、舌的感知觉和运动情况,用以了解儿童是否具备发音能力、对语句长度和流畅性的控制及对食物的认知程度,针对儿童进行言语治疗前的治疗计划制订、治疗中期的治疗计划调整、治疗后期的治疗效果监控的实用评估技术。可为儿童各种原因引起的发音困难、构音障碍等进行口部运动治疗提供治疗依据,同时制定精准的治疗方案,对儿童言语训练有指导意义。

8. 口吃评估

口吃的主要症状是言语重复、延长和阻塞(阻断),伴随症状包括逃避性行为和回避性行为。遗传生理因素和环境心理因素是口吃产生的主要原因。标准化的口吃评估包括听力筛查、口部运动评估、病历信息咨询、口吃测量、相关行为信息(伴随动作及负面情绪)检查等。在评估中会综合考虑多种因素,不但对口吃类型与频次进行评估,而且对口吃的可变性(诱发情境)、相关伴随行为、回避行为、说话速度、消极情绪等进行评估。

9. 感觉统合评估

家长问:"我的孩子是语言发育迟缓,为什么还要做运动、感觉统合评估呢?"

感觉统合评估是从8个方面来评估判断感觉统合能力发展程度及失常的严重程度,从整体功能上对训练做出指导。①前庭平衡和大脑双侧分化;

②姿势控制、觉醒度、情绪管理(脑神经生理抑制困难);③触觉防御;④发育期运用障碍;⑤视觉空间和形态感觉失常;⑥重力不安症;⑦心绪自我形象不良;⑧听觉反应。感觉统合失调时,若想表达一段话,这时指挥人类活动的"最高司令部"大脑必须把语言传入、传出的所有活动组织好才能使想法得以表达。整个语言过程通过各种感觉刺激(视觉、听觉、本体感觉等)向大脑传送各种信息,大脑像交通警察指挥交通一样,综合各方面的感觉,使之成为和谐的整体。当众多的感觉流通通畅或整体统合得当,大脑可用这些感觉来形成认知、活动和学习,使呼吸系统、发声系统及共鸣系统顺利地、有条不紊地进行;如果感觉流畅性不良,感觉统合功能不好,传入大脑的各种感觉刺激信息就会陷入"无政府状态",表达出的语言就会出现声音低微、气息微弱、发音不清等,就像掉牙的阿婆一样。

研究表明2岁以后的语言问题大部分还合并其他的发育障碍,而非单纯的语言问题,儿童是一个发育性整体,各个系统及功能是互相联系、互相影响的,所以要结合孩子的整体发育水平对孩子做出综合的评估,家庭和医院双方应树立防范意识,注重2岁前儿童的发育特征,以便早期发现语言发育迟缓儿童,做好全面干预。

10. Peabody 运动发育量表第二版

Peabody 运动发育量表第二版是由美国 Folio 和 DuBose 等发育评估和干预治疗专家编写,对 0~6 岁的所有儿童的运动发育水平做准确评估并配有相应的干预训练方案,在国内外均有着广泛的应用。该量表评估内容分为以下几个部分,分别是反射、姿势、移动、实物操作、抓握、视觉运动整合,其中反射(或实物操作)、姿势、移动反映小儿粗大运动能力,抓握和视觉运动整合反映小儿精细运动能力,两者结合则体现小儿总体运动能力。

(四)电生理学相关检查

1. 脑电图

脑电图(EEG)是利用仪器通过记录大脑皮质电信号动态反应脑功能状态的技术,大脑无须接受刺激,脑电图检查对于癫痫的诊断和定位具有不可取代的作用,在其他各种脑疾病及其他可导致脑电图异常的疾病、重症医学和新生儿领域的脑功能监测和预后评估方面也有广泛应用,同时也是脑科学研究的重要方法。研究表明语言发育迟缓高危儿自发脑电图异常率明显高于同期正常儿童,大多为广泛性异常,表现为与年龄不相符的基本波率变慢及背景节律失调或痫样放电,但无特异性。语言发育迟缓高危儿常合并癫痫发作,伴有癫痫的儿童在智力、适应能力、行为表现和社会化等方面表现更差。而脑电图检查在语言发育迟缓高危儿共患病癫痫的早期诊断方面具有一定价值,因而临床上有必要对语言发育迟缓高危儿进行常规脑电图检查。

(1)检查方法:临床上采用国际 10 ~ 20 系统的 21 个电极将电极线均匀分布于头皮表面,仅需在检测完成后清洗头皮表面的导电膏即可。

(2)脑电图检查对孩子没有伤害:脑电图作为一种常规检测手段,记录的是脑电信号,一种生物电活动,具有无痛、无创伤性、不会触电也没有辐射、操作相对简便等优点,对于婴幼儿、儿童等特殊群体也是非常安全的,对生长发育没有任何影响,即使多次检查也不用担心不良反应。

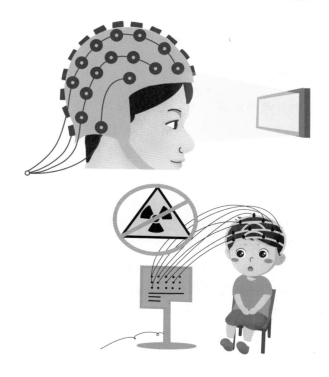

（3）脑电图种类的选择：脑电图分类较多，有常规脑电图、视频脑电图、睡眠脑电图、24 小时动态脑电图等。不同脑电图具有不同的侧重点及临床意义。例如视频脑电图可以监测癫痫发作时的具体临床表现，参照脑电图波形变化能够提高癫痫诊断的精准性。具体而言，要根据儿童临床发作的具体情况，听取医生的建议进行针对性检测。

（4）脑电图异常的解决方法：出现脑电图异常，家长需要前往正规医院就诊，再根据临床医生的指导决定是否需要定期复查脑电图或口服抗癫痫药治疗。

2. 事件相关电位

人脑在接受内部和外界众多复杂刺激时都会使脑电活动产生相应改变，事件相关电位（ERP）就是根据现代心理学原理发展起来的一种与刺激事件呈"锁时"关系的脑电活动分析技术。临床上检查 ERP 的目的有两个：①为某一疾病提供神经电生理的客观数据以辅助诊断；②判定儿童存在认知障碍和智能障碍的程度。

怎么查？采用和脑电图类似的方法，通过安放于头部的电极获取特征性诱发电位，用于评估大脑皮质对感觉信息的处理功能。

3. 脑干听觉诱发电位

诱发电位是神经系统对某种特定人为刺激所产生的反应性电位，脑干听觉诱发电位（BAEP）是其中一种，是指经耳机传出的声音刺激通过听神经传导通路，从而在头皮记录的诱发电位。其是脑干受损较为敏感的客观指标，能客观反映中枢神经系统功能。典型 BAEP 由 5 个波组成，不同的波代表不同的听觉通路定位。脑干听觉诱发电位主要应用于早期发现听力丧失或听觉传导通路障碍，可协助判断听力障碍的性质，同时对于异常的 BAEP进行连续检测可便于了解相关疾病的发展和转归。研究发现语言发育障碍儿童脑干听觉诱发电位异常率为 56.6%、高胆红素血症儿童脑干听觉诱发电位异常率为 52.6%、脑瘫儿童脑干听觉诱发电位异常率为 52.4%。脑干听觉诱发电位可以帮助检测语言发育迟缓儿童的外周听神经和脑干的功能，为语言发育迟缓儿童的病因与诊断提供客观依据。

（1）检查方法：脑干听觉诱发电位属于肌电图检查的一种检查方法，身体放松、戴上耳机后通过声音的刺激来记录从头皮到脑干的一系列电活动。

（2）脑干听觉诱发电位检查对孩子没有伤害：测试时无痛苦，但需要完全放松，因此婴幼儿必要时需要应用镇静剂使其处于放松状态。

（3）脑干听觉诱发电位结果异常的解决办法：听觉功能异常是小儿语言交流困难及语言发育迟滞的主要原因之一，在婴幼儿时期，若有轻、中度耳聋（26～55 dB）可发生一定程度的语言障碍，若为中、重度耳聋（56～70 dB）可以发生后天聋哑。故临床对语言障碍儿童宜早期、及时进行听性脑干反应检查，以明确是否存在听神经损害和听觉功能异常。对有轻、中度听力障碍儿童及时进行治疗及听力补偿，以免造成其不同程度的言语障碍。对中、重度到极重度听力障碍者适时采取各种措施如佩戴各种不同类型助听器或人工耳蜗植入，补偿听力后进行语言训练使大多数聋哑儿童恢复一定言语能力。

4. 视觉诱发电位

视觉诱发电位（VEP）是指给予视觉刺激后，由相应记录仪在大脑枕部所记录到的电信号，在枕部颅表视皮质投影区所记录到的一组波形，它反映了视觉信息从视网膜到大脑皮质视觉中枢信号的传递过程。视觉诱发电位是一项非特异检查，从视网膜到视皮质任何部位神经纤维病变都可产生异常的结果。视觉诱发电位临床上主要协助诊断某些疾病，如视神经炎、癔症、注意缺损障碍等，而语言信号传入之一的方式是图像语言，如画面、色彩、符号、模仿口型，主要由视觉系统传入，因此视觉诱发电位在语言发育迟缓儿童中具有重要应用价值。

（1）检查方法：被检查者在黑暗的房间里，需要放松，注意力集中，平视屏幕中心的注视点，电极放在枕骨粗隆上2～3 cm处，参考电极放在前额部，地线接耳垂。对于不能配合的儿童，可在药物镇静睡眠下进行检查。

（2）视觉诱发电位检查没有不良反应，不会对儿童造成损害。

（五）影像学检查

近年来，随着脑影像学技术的快速发展，应用于言语障碍儿童的检查手段也越来越多，包括头颅 CT、头颅磁共振，这些影像学检查方法能够帮助我们对言语障碍儿童神经基础的理解。

1. 脑计算机断层扫描

脑计算机断层扫描(CT)是以 X 射线为主的检查,检查方便,无创伤、无痛苦,可以初步判断儿童脑发育状况,但对结构判断的准确性及清晰度不及磁共振成像。

2. 磁共振成像

磁共振成像(MRI)的图像清晰、精细、分辨率高、对比度好、信息量大,对人体没有放射性损害,对大脑结构及动态监测大脑结构变化反映较好。

语言区是人类大脑皮质所特有的区域,与语言功能有关的半球通常被称为优势半球,多数人的优势半球在左侧半球,只有一部分左利手的人,其语言区在右半球。语言区主要位于大脑半球的额叶、颞叶和顶叶,结构决定功能,不同脑区的损伤会出现相应的功能障碍,如额、颞叶皮质损伤会出现言语表达和理解障碍等,因此进行言语障碍儿童的颅脑磁共振检查可以及时了解相应脑区结构,对诊断及治疗方案的制定均有重要意义。

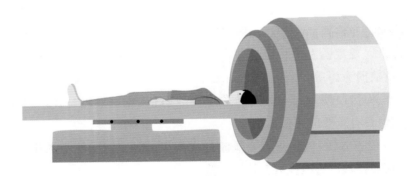

二 特殊检查——基因检测、遗传代谢筛查

近年来,分子遗传学、代谢组学和蛋白组学等新技术的进展为疾病的精准诊断和精准治疗带来了机遇,但随之而来的是如何正确选择病因学诊断方法有了新的挑战。目前临床常用的检查有代谢筛查、细胞遗传学检测、分子遗传学检测等。

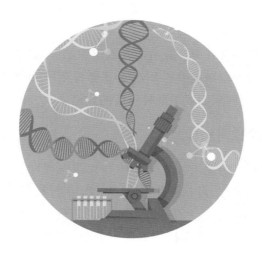

(一)基因检测

近些年,基因检测非常火爆。如果在百度上搜索基因检测,你会得到380多万个问题,随着精准医疗的提出,本已热门的遗传基因检测更是被越来越多的人提及并关注。可以说,基因检测正在引发未来的一场医学革命!那么什么是基因,基因检测又有什么用呢?

我们每个人从一出生就是这个世界上独一无二的特殊存在。我们有男

有女,长相各不相同。但是正像俗语说的那样:"龙生龙,凤生凤。"我们或多或少会与自己的父母看起来相似,这种现象称为遗传。而基因正是生物遗传物质的最小单位。拿人体来说,我们的生命起源于受精卵,这个受精卵携带了分别来自父亲和母亲的各 23 条染色体。而基因正是位于这些染色体上。

基因检测可对染色体病包括遗传代谢在内的单基因遗传病及各种罕见遗传病进行快速精准诊断。细胞遗传项目:染色体核型分析、荧光原位杂交(FISH)。分子遗传项目:各类常见单基因病如甲基丙二酸尿/血症、肾上腺皮质增生等的一代测序,以普瑞德-威利综合征、脊髓性肌萎缩、杜氏肌营养不良等为代表的多重连接探针扩增技术(MLPA)检测,基因组拷贝数分析(CNV-Seq),线粒体环基因测序,全外显子组测序等。

儿童神经发育障碍相关疾病的遗传学病因涉及多种复杂机制,基因检测不仅可帮助明确病因,同时还可对儿童的治疗预后、家庭的遗传咨询提供帮助。

怎么查? 取被检者外周静脉血或其他组织细胞,扩增其基因信息后,通过特定设备对被检查者细胞中的 DNA 分子做检测,分析所含基因的情况,从而了解基因信息,明确病因或患某种疾病的风险。

(二)遗传性代谢病检查

遗传性代谢病是由于人体生化反应和代谢出现异常,引起一系列临床表现的一大类疾病总称,可在新生儿期、婴幼儿期、儿童期、青少年期,甚至成人期发病,急性期以神经系统及消化系统的表现较为突出,其诊断依赖实验室检查。临床上,依据代谢物质不同可分为:氨基酸代谢病,如苯丙酮尿症、同型半胱氨酸血症;碳水化合物代谢病,如糖原贮积症;有机酸代谢病,如甲基丙二酸尿/血症、丙酸血症等;溶酶体贮积症,如黏多糖病、戈谢病等。目前常用的代谢筛查项目为血串联质谱检测(氨基酸及脂酰肉碱谱)、尿气相色谱质谱检测(尿有机酸)。

例如,先天性甲状腺功能减退症,是由于甲状腺激素合成不足或其受体缺陷所造成的一种疾病。儿童的主要临床特征包括智力落后、生长发育迟缓和生理功能低下。结合血清 T_4、T_3、TSH 测定可诊断,早期发现及用药是可以改善智力落后的,如果忽视这一点,对智力的损害是不可逆的。所以对不明原因的语言障碍儿童要进行全面的检查及评估,才能全面了解病情、及时治疗。

怎么查？取被检测者静脉血、尿液后,应用特定的医学检测方法进行分析。

基因检测或代谢筛查结果异常可以治疗吗？有些疾病可以通过药物或饮食控制治疗,如苯丙酮尿症、甲基丙二酸血症以饮食控制、药物治疗为主。

因此,对于可能存在代谢异常的孩子,要及时检测、早期发现、早期诊断、早期治疗,才能尽早改善孩子的临床症状。

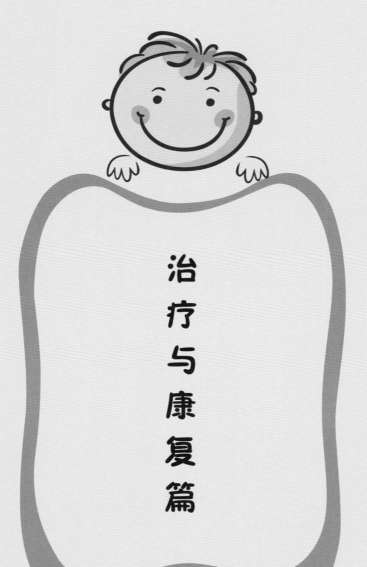

治疗与康复篇

一 不同病因言语障碍的康复治疗

（一）概述

儿童的言语障碍不仅阻碍与他人的正常交流，还可能影响其心理健康，甚至可能对儿童的未来发育带来持续的影响。因此我们要做到早发现、早诊断、早治疗，抓住语言发育的关键期，最大限度挖掘儿童的语言潜能。

儿童的生长发育处于动态的阶段，语言的发育也不例外，我们在病例篇中已了解了正常儿童语言发育阶段。儿童的语言康复除需要参考正常语言发育阶段外，还要特别考虑不同类型言语障碍的特点，因为不同的疾病引起的言语障碍的类型可能不同，其康复治疗方法也是不同的。引起儿童言语障碍的病因很多，如听力障碍、智力障碍、腭裂、脑性瘫痪、颅脑损伤后、孤独症谱系障碍、遗传相关性疾病等。

1. 言语障碍康复治疗的要求

言语障碍的治疗不仅涉及多方面、多层次的综合康复治疗，而且对康复训练的场所也有一定的特殊要求，比如发音训练最佳的选择是在隔音房中进行，以避开听觉及视觉上的干扰；更重要的一点是训练的形式、次数和时间，需要治疗师进行精准评估后结合儿童的临床特点做出综合的判断，并需要在治疗的过程中根据儿童的表现适时调整治疗方案，以期获得最佳的治疗效果；除了专业的言语治疗师的训练外，再加上家庭康复指导及训练，可提高康复疗效，巩固康复效果；儿童语言，特别是口语的发育是相当迅速的，一般五六岁以前就已经掌握了其母语的大部分内容，3岁以前是儿童语言发育的黄金期，因此要早发现、早诊断、早治疗，将言语残疾的程度降到最低。

2. 正常的"言语听觉链"

在介绍不同病因引起的言语障碍的康复治疗之前，我们先来了解一下正常的语言交流过程。

在言语产生过程中,说话者通过言语表达自己的意图,听话者感知、理解说话者的意图并做出相应的回应,就形成了说话者和听话者间的言语交流回路;说话者在生成言语的同时,通过自身听觉系统的感知反馈,可以监听自己的言语生成效果,即说话者的言语监听回路;这两个回路统称为"言语听觉链"。在此过程中涉及多个学科水平的参与,其中任何过程或环节异常均会影响正常的语言产生。

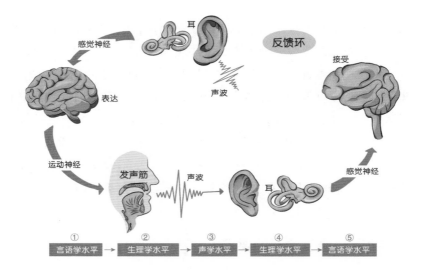

3. 建立轻松愉悦的氛围

各类型言语障碍的儿童不能像正常儿童一样自然地学会东西,他们需要特别的指导和系统的康复训练,学习积极性才能激发出来。因此,我们要营造愉快的学习氛围,调节儿童情绪,激发儿童学习能力,诱导其发音。

4. 语言康复训练原则

(1)以语言发育目前所达到的阶段为训练的起始点:评定结果中所处的阶段为训练的起始点,由此制订相应的训练目标、计划。

(2)横向扩展与纵向上升相结合:在同一阶段内横向扩展,向下一阶段水平纵向提升。

(3)口语输入的有效性:大量的语言输入是儿童语言输出的前提。要确保儿童的注意力在教学的物品上;保证输入的内容符合儿童的语言和认知水平。

(4)专业训练与家庭训练相结合:父母是儿童语言发育过程中是最主要的参与者,要指导父母把儿童的语言训练应用到日常生活中。

(5)语言训练与病因治疗相结合:针对不同病因的儿童,除开展语言训练之外,还要注意病因治疗。

5.制订康复计划

精准评估才会有精准康复。治疗前对儿童进行语言能力评估,判断儿童的能力水平,制订康复计划和短期目标,并和家长沟通儿童现阶段情况,从交流态度、认知、理解、表达、行为、动作性课题几个方面进行训练,经过一段时间训练后,评估康复效果,调整康复计划。

6.训练是一个动态且持续进行的过程

训练并不限于在治疗室或教室内进行,只要有人际互动,任何人、任何时间、任何地点均可进行,否则训练效果只会局限在训练场所,训练效果就会得不到保持。当我们教授了儿童一个新的技能时,需要把该技能泛化到其他场合中去,让儿童在其他场合也有正确的表现,真正做到熟练运用该技能。

(二)语言发育迟缓儿童的语言康复治疗

儿童语言发育迟缓的定义相关内容在病例篇中已论述。在这里,我们主要讨论的是狭义的儿童语言发育迟缓的康复治疗。而不同病因引起的语言发育迟缓的康复治疗会在后面内容中相继介绍。

3岁以前是儿童语言发育的黄金期,因此我们要早发现、早诊断、早治疗,抓住语言发育的关键期,最大限度发挥儿童的语言潜能,将言语残疾的程度降到最低。

训练的最佳目标是希望儿童语言发育能达到正常水平,但通常因儿童的情况不同而目标有别,一般认为可有3种目标:①改变或消除儿童的基本缺陷,使之达到正常水平;②改善儿童的异常情况,根据其语言学上的基本缺陷,教会其特别的语言行为,使其尽量正常化;③根据儿童的能力,提供补偿性的策略来学习语言及沟通技能。

接下来对语言发育迟缓的训练方法做详细阐述。

1.言语和语言康复

(1)语言前期训练　儿童的认知从有意注意开始,有意察知外界的环境、人物、声音等,然后才能开始进行自然学习、模仿,模仿动作、模仿声音、模仿其他人对物品的操作。若通过评估发现,儿童尚不能充分理解外界的信息刺激,训练时可以使用大量的感觉刺激,让儿童从听觉、视觉、嗅觉、触觉等方面感知环境信息,充分注意外界环境的人与物的存在。

1)注意力训练:采用听觉刺激、视觉刺激、触觉刺激促进儿童对事物的持续注意(这时候家长可以多用一些反应性玩具来逗引儿童,比如音乐鼓、尖叫鸡、有声响的小汽车、触觉球等)。

2)事物的持续记忆训练:又叫物体恒常性。婴儿出生后最初几个月,他们认为世界仅仅由他们看见的物体构成,如果离开他们的房间,他们就认为你消失了,当你再回来,你又是一个全新的人。6个月后,婴儿就知道每天照顾自己的是同一个人,会主动与妈妈互动,喜欢玩"躲猫猫"。当儿童已有物体恒常性的概念,标志着其认知能力的重大飞跃,开始对周围产生巨大兴趣,有意注意变多了,他们的视觉和听觉的匹配能力也将获得巨大发展。

3)促进主动交流的游戏运动训练:对于注意力不集中或注意力短暂的儿童以及物品操作不成熟的儿童,可以导入使其身体感觉到变化而感到快乐的游戏,如挠痒痒、举高高、转圈、追赶等,这些游戏可增加与儿童的沟通。训练时,注意观察儿童的反应,适当"停止游戏",等待儿童"提要求",从而促进其交往能力。

4)事物的动手操作训练:儿童通过触摸、抓物、晃动、敲击、拖拉等感知到对外界事物产生变化,最初可帮助引出儿童希望出现的反应,逐渐实现儿童独立操作来达到目的。从而使儿童理解事物的基础功能操作和各种玩具的功能性使用。

(2)事物的基本概念阶段

1)事物基础操作概念的训练:儿童观察并模仿掌握日常用品(牙刷、水杯等)的使用方法。开始先向儿童示范这些玩具的使用,若儿童不能完成,可进行辅助,直至儿童能独立操作为止。

2)多种事物的辨别训练:通过分类游戏,认识事物的属性、特征和用途,建立事物类别的概念。例如外部特征:大小、颜色、形状,比如将颜色一样的积木放在一起,将积木放在形状一样的洞里,镶嵌板(可以从 1 个、2 个、3 个,逐渐增加难度);内部特征:比如用途,水杯和茶壶、话筒和电话配对等。

(3)肢体语言的理解　肢体语言是掌握言语和文字的基础,因此在训练时也要给予言语的刺激。儿童通过肢体语言逐渐向言语方向过度,在儿童不会说话前,肢体语言也可以代替语言与他人沟通。

训练方法如下。①场景依存的肢体语言训练:目的在于培养儿童对肢体语言的注意和理解,训练最好在自然情景下或游戏场合训练,如当儿童想要抱抱时,必须让他看见妈妈"张开手臂"的肢体语言,并对其进行模仿。②表示事物的肢体语言:目的是训练儿童对肢体语言的模仿。③肢体语言与指令相结合:可以先从镶嵌板开始训练。④利用肢体语言进行动词及短句的训练:如当儿童想睡觉可以将他带到床旁,双手合并,放在脸颊旁,说"睡觉",理解睡觉的概念。

(4)词汇理解　适用于理解提高及肢体语言已习得的儿童。从日常常见实物物品开始训练,再扩展到卡片,如日常用品(鞋、帽子、电话等)、食物器皿(碗、杯子等)、水果(苹果、香蕉等)、交通工具(飞机、火车、汽车等)、动物(牛、羊、鸡、鸭等)。

儿童词汇量发展见表3-1。

表3-1　儿童词汇量发展

年龄/岁	词汇数量/个
1.5	70
2	270
<3	950
3 ~ <4	1 730
4 ~ <5	2 583
5 ~ <6	3 562

接下来的阶段儿童词汇量扩大,词汇一般分为11类:名词、动词、形容词、代词、量词、数词、副词、助词、介词、连词、感叹词。正常2岁儿童词汇中各类词汇都已出现,以名词和动词为主,因为儿童学习词汇离不开语境,而名词和动词是与语境联系最为直接的。

儿童一般先掌握具体词汇(苹果)再掌握抽象词汇(水果),先掌握重复机会多的词,比如生活中常见的名词毛巾、窗户、西瓜、冰激凌、蝴蝶,常见的动词跑、跳、爬、推、擦等。也可以利用卡片或网络让儿童积累生活中不太常见的名词如海豚、企鹅、彩虹、蒲公英等。不太常见的动词,如搅拌、摩擦、游泳等。先掌握感兴趣的词(有的儿童喜欢动物,会发现学习动物词汇很快,掌握较多)。

词汇量扩大训练

2. 口部运动康复

协调的口部运动是儿童发音清晰的基础。适度的口面部感知觉刺激有助于其发音,这也是口部运动最基础的一部分,家长可以利用冷、温、酸、甜、苦、辣等对其进行味觉刺激,利用刷子、震动棒对其进行本体和触觉刺激。

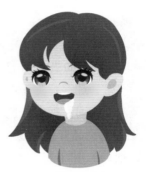

流口水

很多语言发育迟缓的儿童都有流口水的现象,想要改善,除了适度的口面部感知觉刺激,也要进行口部运动的训练,包括下颌运动、唇运动和舌运动。若加入摄食训练,改善儿童的饮食结构,增加咀嚼功能,效果会更好。

(1)发音康复 对于语言发育迟缓的儿童,很多家长不知道该如何诱导儿童该如何发音。

1)诱导发音训练,当儿童能够发一些音时,让儿童反复模仿这些音。可以模仿口型发些基本的元音"a""i""u",如将口部动作做得夸张些发"a",也可以利用能张大嘴巴的手偶玩具,并结合发出"a"的声音,通过视觉和听觉刺激,诱导儿童发"a"音,在这个基础上诱导儿童发"a-u""a-i"的音等。

2)模仿发音训练,如发一些简单的双唇音和一些叠音如"mama""baba"等。

3)句子训练:有些儿童会说词语时,例如会说"香蕉",我们就可以问这是什么，儿童回答"香蕉"，可以继续追问你要吃吗？儿童回答"吃"，我们可以接着问吃什么，儿童回答"香蕉"，这时我们就鼓励儿童说"吃香蕉"。

（2）感统训练　感觉统合包含前庭觉、本体觉、触觉、视觉、听觉、嗅觉、味觉。

感觉与语言发展有什么关系呢？为什么要进行感统训练呢？详见二维码。

**感觉与语言
发展的关系**

（3）音乐治疗　利用特制的耳机，通过特定的音乐令儿童温和地进入专注状态，提高儿童的注意力和专注力。专注困难通常与焦虑、压力、高觉醒状态有关，而特制的音乐可改善这些情况。

让儿童聆听一组经过内核综合滤波器定向调制的音乐，来矫正听觉系统对声音处理的失调显现，并刺激大脑皮质，达到改善行为紊乱和情绪失调的目的，改善注意力。

可视音乐：通过将数字信号处理技术、声控动画技术与传统音乐有机结合，在动画、音乐、色彩等多种刺激下，调动儿童的主观情绪，达到唤醒、激励、抚慰的作用。可视音乐通过多个通道感知同一事物信息，从而获得更形象、完整的认识，提高儿童治疗的积极性及康复效果。

（4）语言与家庭环境　都说父母是儿童的第一任老师，那么父母如何当好这个老师、如何教育好儿童，需要每位父母认真学习，特别是对于语言发育迟缓的儿童，家长总把责任怪罪于自己身上，认为是自己的原因导致儿童发育落后，因此会溺爱儿童，殊不知这样的溺爱是"汝之蜜糖，彼之砒霜"，对儿童的长远发展毫无用处。那父母应该怎么做呢？

第一，改变自己，提高儿童的日常生活能力，切忌"包办"现象。在康复医院，经常发现"有眼色"的父母，儿童一个眼神、一个动作、一声呻吟，家长便马上懂得儿童的意思，将零食、水、玩具悉数奉上。

第二，家长不要"太懂事"，要学会"不知道"，让儿童自己表达需求，给儿童与父母沟通的渠道，给儿童足够的表达途径，锻炼儿童的自理能力及主动表达能力。

第三，家长"有原则"，父母要学会掌控儿童喜欢的物品，就会掌控儿童的行为，而不是家长跟着儿童的节奏走。儿童若想得到物品，必须完成家长布置的任务。

第四,改善亲子关系,互动型的亲子关系是最好的,家长要学会如何与儿童玩,要玩得开心,特别是爸爸,要学会与儿童"疯玩",建立互动型亲子关系。特别注意,全家都要齐心协力,统一按照这一原则,不能爸爸、妈妈坚持,爷爷、奶奶破坏,否则家庭康复很难开展。

语言康复对大部分人来说是陌生的,现今学龄前儿童的语言障碍持续高发,但在家长心中语言康复是件可有可无的事情,除非自家儿童已经被语言问题严重困扰,父母才认识到语言康复是多么重要的事情。大量临床数据显示,大部分儿童经过语言康复训练后可融入幼儿园,可正常回归社会,所以当家长发现自家儿童的语言已经落后于同龄儿,要及时到医院就诊,及时进行康复训练。

（二）功能性构音障碍儿童的语言康复治疗

在正式介绍功能性构音障碍儿童的康复治疗之前,我们先来了解几个重要的问题。

1. 得了构音障碍,康复治疗难易度及治疗时间

首先,我们需要了解儿童构音障碍的具体表现,分析儿童构音障碍的分型,是因为腭裂、舌系带问题导致的器质性构音障碍还是因为神经肌肉病变导致的运动性构音障碍,或者是无明显诱因但在儿童期出现的功能性构音障碍。如果是器质性构音障碍,最好先做相关的手术,解决好基本的结构问题再进行专业的构音训练。如果是运动性构音障碍,在做构音训练的同时会兼顾肌肉放松训练、呼吸训练等。如果是功能性构音障碍,则会以具体发音情况为主,对错误的构音习惯进行纠正。大多数功能性构音障碍的儿童经过专业的康复训练都可以恢复正常。器质性和运动性构音障碍的儿童也可以很好地改善构音清晰度,回归日常生活。对于多久能够完全康复,需要看个人的障碍程度和配合度。

2. 对于构音障碍的儿童来说,需要进行的康复治疗方法

构音障碍的治疗主要包括口部运动治疗、构音运动治疗和构音语音训练三部分,其中口部运动治疗是生理基础,下颌、唇、舌等构音器官的构音运

动异常必然会造成声母和韵母的构音障碍。所以治疗时,我们一般以构音语音训练为主线,根据儿童的情况结合口部运动治疗和构音运动治疗,最终使儿童掌握错误或者不会的音,从而改善吐字不清的现象。

3.构音障碍需要遵守的治疗原则

俗话说"一口吃不成一个胖子"。构音障碍的康复治疗不仅没有捷径,还需要遵守以下治疗原则,这样才能事半功倍,尽快康复。

(1)制订合理的治疗计划　构音障碍的儿童往往存在不同的临床表现,我们需要根据儿童的实际异常特征来制订治疗计划。为儿童制订针对性强训练方法。

(2)选择科学的治疗思路　言语的发育过程是复杂的,言语的产生是通过呼吸系统、发声系统、共鸣系统这三大系统的协调活动来实现的。

一般情况下,构音障碍的治疗是按照言语产生的过程顺序来进行的。在对于下颌、唇、舌等构音器官训练时,针对运动性构音障碍或者程度较重的其他构音障碍,应考虑从口部运动治疗开始,为后面的构音运动治疗和构音语音训练奠定生理运动的基础;对于功能性构音障碍或程度较轻的其他构音障碍,可以考虑以构音语音训练为主线,根据儿童的实际需要加入必要的口部运动治疗和构音运动治疗,使儿童最终掌握目标音位的发音。一般来说,训练时应遵循循序渐进、由易到难、由简单到复杂的原则。

(3)实施恰当的治疗方法　合适且恰当的治疗方法,可以提高训练效果,帮助儿童建立信心。不恰当的治疗方法可能会打击儿童的信心,导致兴趣下降,配合度降低。因此言语治疗师会制订各种游戏方法提高儿童的配合度,和儿童建立良好的关系,使治疗达到事半功倍的效果。如利用零食、玩具、代币等。康复治疗的次数和时间原则上是越多越好,但是要根据儿童的具体情况进行调整,避免过度疲劳。

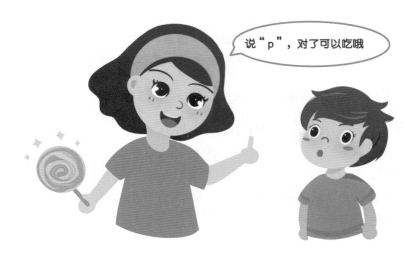

4.构音障碍的各种治疗方法

构音障碍的治疗方法包括 3 种：①口部运动治疗；②构音运动治疗；③构音语音治疗。具体治疗方法详见二维码。

构音障碍的各种
治疗方法

功能性构音障碍治疗是通过训练帮助儿童建立正确的口部运动，矫正声、韵母音位异常的现象。它强调从口部运动到形成有意义语音的针对性训练，从无到有，从单音到句子，帮助儿童尽早回归社会日常生活中去。

（三）智力障碍儿童的语言康复治疗

智力障碍是指在儿童发育时期内的智力明显低于正常同龄儿童水平，同时伴有社会行为缺陷的发育障碍性疾病。它是全球儿童主要致残原因之一，我国儿童智力障碍患病率为 1.2%，其中城市为 0.7%，农村为 1.4%，农村高于城市，男童稍高于女童。

智力障碍一旦确诊，在完善相关评估的基础上，要及时进行全面康复训练。康复训练方案包括认知康复、理解力康复、异常行为康复、口部运动康复、作业治疗、经颅磁刺激治疗、病因治疗、中医治疗、医教融合等。

1. 认知康复

认知障碍表现为启蒙知识落后、认知能力低下,所以儿童认知康复训练应从上述两方面入手,启蒙训练包括感知觉训练及启蒙知识训练,认知能力训练包括初级认知能力训练及中级认知能力训练。

智力障碍儿童的认知康复一般从最基础的感知觉训练开始,包含前庭觉、本体觉、触觉、视觉、听觉、嗅觉、味觉。在此,我们只介绍与语言发育主要相关的感知觉训练。

感知觉训练包括视感知觉训练、听感知觉训练和触觉训练等。

认知康复是智力障碍儿童康复的核心,要从以下4个方面详细说明训练方法:①感知觉训练;②启蒙知识训练;③初级认知能力训练;④中级认知能力训练。具体方法详见二维码。

认知康复的
训练方法

2. 理解力康复

(1)模仿能力　儿童的理解能力从最基础的模仿开始。从简单的模仿动作(拍拍手)→模仿声音(动物叫声)→模仿对物品的功能性操作(用钥匙开门)→进行功能性操作示范→事物功能性操作的扩大训练→泛化到生活中去,加深对事物的理解。

(2)基础认知能力　生活中家长要多创造一些学习机会,适当放手,让儿童多参与。①命名能力:从身边常见的事物作为切入点。如蔬菜、水果、动物等。②配对:(最先教给儿童的)一样的形状、一样的颜色。③实物与实物配对(经常做的)、实物与卡片配对、卡片与卡片配对(经常做的)。④物品的功用(功能):如杯子是干什么用的? 喝水。用什么喝水? 用杯子喝水。⑤对人物的认识:基本人物为爸爸、妈妈、爷爷、奶奶等;职业人物为医生、警察、老师、司机等,让儿童知道这些职业人物的基本工作性质,如厨师是干什么的? 厨师是做饭的。⑥对地点的认识:对地点的命名,如超市、医院、学校等;对地点的应用,如生病了去哪? 去医院。上学去哪? 去学校。⑦区分比较大小、多少、长短、高矮、厚薄,如果儿童的学习能力较强,我们可以忽略一些环节。理解:用相同的东西(让儿童抓住你给的事物的主要特征,排除干扰)。表达:哪个是高的? 哪个是矮的? 泛化:如我们拿出2个不同的物品,提问儿童哪个大? 哪个小? ⑧分类(一定要从最基础的开始):色彩分类,一样的颜色放在一起;同类别分类,动物放在一起,水果放在一起;性质分类,比如能吃的与不能吃的。

(3)表达能力 ①名词的指认与命名,名词的教学可以从身边常见的事物开始,如动物、水果、蔬菜、交通工具、人体部位、日常用品、玩具。卡片教学应多样化,从多感官、多维度进行训练,例如狗,黑色的狗,白色的狗;站着的狗,坐着的狗;听到"汪汪"声,知道这是狗。指认卡片的难度要从二选一、四选一到多选一。在平时与儿童的交流、交往中,要去泛化他已习得的词汇,达到熟练掌握的程度。同时在教卡片的时候,可以与物品的功能相结合,如牙刷是用来刷牙的、钥匙是用来开门的。常见的事物训练完成后,接下来可以扩展词汇量,认知不常见的词汇,如蒲公英、松鼠、爆米花等,正常儿童习得常见的事物图片年龄是1.5岁。②动词训练,可以结合生活中常见的动词,如跑、跳、踢、飞、推、哭等,在训练时结合动作,吸引儿童的注意力和观察能力,加强儿童对动词的理解能力。我们平日与儿童互动时,要刻意地将动词泛化生活中。

(4)词句的理解训练 如两词句:主谓结构、动宾结构、大小+事物、颜色+事物;如三词句:主谓宾结构、大小+颜色+事物。当儿童掌握一些词汇时,可以及时扩展句子的长度,如儿童看向杯子,并做出喝的动作时,可以告诉儿童:宝宝喝水。

(5)语句、语法规则训练 此阶段的儿童主要学习语句的顺序关系和规则、语句的逻辑关系。例如:把字句与被字句的转换,"妹妹把桌子擦干净了",改为"桌子被妹妹擦干净了"等。

3.异常行为康复

智力障碍的儿童异常行为主要表现为以下几种。

(1)退缩行为 智力障碍儿童在这方面表现程度不一,可能会不敢出门,不敢与人对视、交谈,过分依赖亲人,如果没有熟悉的人在身边就会特别焦虑。而且随着年龄的增长,改变也不会很明显。

(2)冲动、攻击、自伤行为 表现为易激惹、冲动、破坏物品、踢打袭击他人或者辱骂别人;幼小者则表现咬人、咬物、好打人,以发泄自己的情绪。行为发生突然,常带有破坏性。

（3）自我刺激　很多智力障碍的儿童都会出现吃手指、咬东西的习惯,在儿童无聊或生气时,总会默默地吃手指、吃衣服,并能很快安静下来,这是因为吃手指能给自己带来安全感、愉悦感,这便是一种自我刺激。

出现上述异常行为时,家长该怎么办呢?　①忽视:智力障碍儿童有时为了引起别人的注意出现打自己头或呕出食物等不良行为,以得到关心。如果父母表现得很关心,那么儿童便重复不良行为。出现这种动机引发的行为时,家长可以予以忽视。②转移:智力障碍儿童发生不良行为时,大人可用其他有趣的事物转移儿童的注意力。如游戏互动、听音乐等。③疏导:智力障碍儿童由于语言能力差,无法正确表达自我需求,因而有时会以伤害别人或毁坏物品等方式来引人注意。因此,在平时应多给予儿童关心,并进行沟通方式的训练,使儿童的需求和情绪有表达和发泄的途径。④提高认知:指令的正确执行,指令执行的时效性将很大程度影响儿童正确行为的诱导。正确行为的塑造与儿童的认知有关,提高认知是很重要的一方面。

4. 口部运动康复

很多智力障碍儿童都有流口水的现象,想要改善,除了足够的口面部感知觉刺激,也要进行口部运动的训练(具体内容见"功能性构音障碍儿童的语言康复治疗")。

5. 作业治疗

智力障碍儿童精细运动障碍的特点是发育迟缓、抓握姿势异常、手指不灵巧。作业治疗主要通过日常生活技能的训练,如进食、更衣、书写等,提高智力障碍儿童的认知能力、精细动作、操作的灵巧性,从而改善智力障碍儿童的适应能力及自理能力,促进脑功能发育,减少或减轻残疾或残障,最终融入社会。

6. 经颅磁刺激治疗

经颅磁刺激治疗主要是通过时变电流流入线圈产生的感应电流增加被刺激部位的脑电流,且能无衰减地穿透颅骨作用于大脑皮质,从而改变细胞的兴奋性,促进神经细胞再生,增加大脑的血流量;通过这种生物学效应,可以改善脑功能,促进智力障碍儿童认知、语言功能的恢复。

7. 病因治疗

部分智力障碍是由染色体病、基因病、遗传性代谢性疾病等所导致的,这些疾病中部分是可以治疗并取得良好效果的,如甲状腺功能减退,早期应用甲状腺素替代治疗,智力障碍是可逆的;氨基酸、有机酸代谢病也可以早期应用药物、特殊饮食疗法来改善预后。

8. 中医治疗

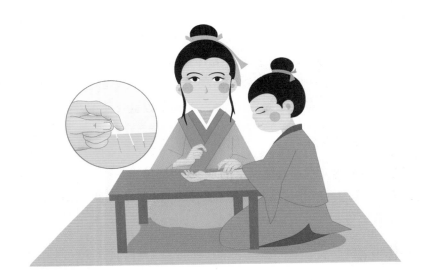

中医学认为,智力障碍属"五迟、五软"范畴,其发生常与先天禀赋不足、分娩时难产或产伤、脐带绕颈、后天失养等因素有关。本病病位在脑,与五脏密切相关。基本病机是脑髓失充、五脏不足。中医治疗方法如下。

(1)普通针刺

主穴:百会、风府、四神聪、悬钟、足三里、哑门、通里。

配穴:肝肾不足配肝俞、肾俞;心脾两虚配心俞、脾俞;上肢瘫痪配肩髃、曲池;下肢瘫痪配环跳、阳陵泉。

(2)头针　取额中线、顶颞前斜线、顶旁1线、顶旁2线、顶中线、颞后线、枕下旁线。每次选2～3穴线,头针常规刺法。

（3）耳针　取枕、皮质下、心、肾、肝、脾、交感、神门。每次选 2～4 穴，毫针刺法或压丸法。

（4）艾灸法　取心俞、足内踝灸中脘九壮。

9.医教融合

医教融合不但让智力障碍儿童的生活能力得到最大程度的改善，也使其更加适应社会生活，使家庭、社会都受益。对学龄前及学龄期智力障碍儿童，在医师和语言治疗师的指导下，短期医院治疗结合教育机构干预，根据每个儿童的障碍与缺陷各不相同，因人而异，选择不同的教材，采取不同的教学方法，制订相应的教学计划与目标，使智力障碍儿童，在及时接受学校教育的同时完成语言干预内容，能有效地提高语言认知能力、改善生活能力和社会交往能力。

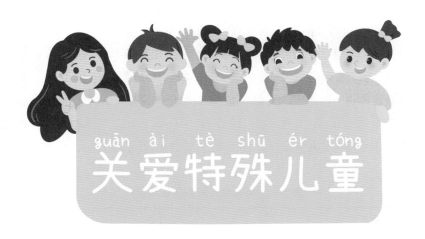

（四）孤独症谱系障碍儿童的语言康复治疗

孤独症谱系障碍（以下简称"孤独症"）是一组以社交沟通障碍、兴趣或活动范围狭窄及重复刻板行为为主要特征的神经发育障碍性疾病。目前孤独症的核心症状没有特效药物治疗，长期以来医学界普遍认为多数孤独症儿童需要长期照顾，给家庭和社会带来了沉重的负担，但是近年来的研究表明，孤独症儿童早期诊断、早期科学治疗非常关键，尤其是 3 岁之前，可以显著改善预后。

治疗采取个体化的综合康复治疗,早期的治疗策略以行为疗法为基本手段,结构化教学法与随机化训练为基本框架,安排有序生活,建立每日生活常规,寓教于乐。具体的治疗方法有应用行为分析疗法、结构化教学法、关键反应训练、感觉调节训练、语言治疗等。治疗的最终目标是增强儿童的社会交往能力,减轻刻板行为,为以后的生活自理、自立打下基础。

1.语言治疗

孤独症儿童语言障碍主要表现在语言发育迟缓、语言运用障碍,这是大多数孤独症儿童就诊的主要原因。语言沟通是社交的重要方面,提高语言沟通能力对改善孤独症的核心症状至关重要。3岁前是语言发育的关键期,所以需要尽早地进行语言训练。

孤独症儿童语言交流障碍一般经历3个时期:无口语期、仿说期、不善交流期。不同时期训练的侧重点也有所不同。

(1)无口语期 年龄多在1~3岁,表现为儿童不开口说话,常被误诊为听力障碍、语言发育迟缓等。约1/3的儿童曾经会说话,但到了2岁左右逐渐出现语言倒退,不再开口交流。要想儿童开口说话,必须先把说话前需要具有的能力训练好,能力达不到,语言就出不来。所以这个时期,主要提升儿童语言相关能力,诱导发音。语言相关能力训练及意义见表3-2。

表3-2　语言相关能力训练及意义

语言相关能力	意义
注视人与物	培养交流的最基本技能
听从简单指令	学习如何与人合作配合
动作模仿	通过动作模仿过渡到声音模仿
交流愿望	交流满足儿童的需求,语言发展的动力
使用某些手势符号	借用手势表达是发展口语的准备和过渡
理解物品名称	为说出词语做准备

1)目光对视训练:孤独症儿童存在交流障碍,在"教"的过程中,大部分

家长反映:"怎么教儿童都不学,怎么教儿童也学不会,怎么教儿童也不理我。"针对这种情况,我们要充分利用应用行为分析疗法,比如在训练目光对视能力时,我们可以进行如下训练。①明确教学目标,选择好强化物(儿童喜欢的东西,如泡泡),制造好教学环境(教学环境简单干净,周围不要放吸引儿童注意力的东西,如零食、玩具)。②和儿童面对面坐着。吹儿童喜欢的泡泡。③当泡泡不见了,儿童可能会看向妈妈或提醒儿童看妈妈。④当儿童与家长目光接触了1秒(即便瞟了一眼),立刻给儿童吹泡泡。⑤在之后的训练中,逐渐增加目光接触的时间;注意强化一定要及时,必要时采用辅助;逐渐减少提示及撤退辅助。

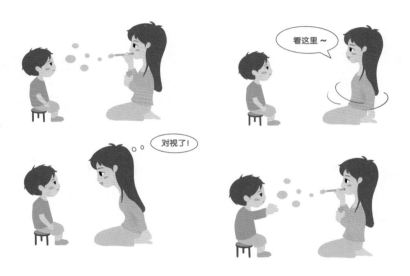

2)发音训练:部分孤独症儿童不存在发音器官结构的问题,但存在目的性运用障碍。所以,针对一个不会发音的儿童,一方面要进行口腔肌肉协调性及口面部感知觉方面的评估,如果存在问题,即针对性进行训练,另一方面,可进行发音模仿训练,这就要求儿童必须有模仿意识,我们可以从训练粗大动作模仿开始,然后进行口部动作模仿,再进行发音模仿,逐渐增加音节到单词、短句等。下面举例模仿口部肌肉运动。

模仿口部肌肉运动:和儿童面对面坐着,建立目光接触,在示范一个口部动作(比如"吹")的同时,发出指令"做这个动作"。引导儿童完成这个动作并强化这一反应。儿童完不成时及时给予辅助,能熟练完成后再逐渐撤退辅助。如果儿童很难完成，建议使用便于反应的道具，例如可以吹的号角。

在训练的过程中，要让儿童知道发音可以得到反馈。可以利用计算机语言训练系统中的发声训练，比如发声时会看到青蛙跳动，通过直观的游戏吸引儿童的兴趣，还可以进行其他训练，如音量训练游戏、音长训练游戏、跟读训练游戏等。按照老师的要求发音后即给予视觉上的奖励或其他强化物，治疗中寓教于乐，让儿童尽快度过无口语期。

（2）仿说期　一般年龄在 2 岁半以上，鹦鹉学舌样仿说，自言自语，完全沉浸在自己的语言世界里。如果得不到有效的康复治疗，有些儿童可延续至十几岁，错过了语言形成和发展的最佳时间，对日后融入社会带来一定的障碍。所以这个时期的训练很重要。

这个时期孤独症儿童语言存在的问题也比较多，一方面要继续提高儿童的理解认知能力、提高儿童对声音的关注及区辨能力；另一方面要对儿童的语言行为进行分析，针对性地纠正儿童语言运用障碍问题。如何提高儿童的理解认知能力及听声音、听理解的训练，在前面章节中均有涉及，在此不再赘述。孤独症儿童的训练与其他儿童的

自言自语举例

不同之处，在于需要把语言训练和应用行为分析疗法结合起来，否则家长就会感觉儿童特别难教，尤其在纠正语言运用困难时，详见二维码。

（3）不善交流期　大部分孤独症儿童都有语言能力，甚至可以说很多话，但是却很少去主动说话，不善于语言沟通。在康复训练中，首先，要让儿童觉得说话是一件很有用的事，也就是说儿童需要建立"当我想要一个东西，就说出来，这样爸爸、妈妈就会给我"的概念，一旦儿童知道只有用语言表达才能得到自己想要的东西，那么语言对于儿童来说就变得很有用了！儿童也会慢慢从动作代替语言的沟通模式转变成以语言为主的沟通模式。其次，要创造说话的机会与动机，比如在儿童喜欢的游戏中突然停下来、给儿童想看却看不到的机会，引导儿童说"我要""我要看"等。在游戏中制造一些小困难，引导他说"帮帮我"等。通过主动设计场景及利用自然场景中创造儿童主动说话的机会，进而提高语言能力。

2. 行为教育训练

孤独症儿童常存在异常行为,在训练中主要应用行为教育训练来进行异常行为的矫治和恰当行为的塑造,这是目前治疗孤独症有效的方法。目前临床上常用的行为教育训练有应用行为分析疗法、结构化教学法、人际关系发展干预、感觉统合训练、游戏疗法等,其中应用最多的是应用行为分析疗法和结构化教学法。具体内容详见二维码。

行为教育训练的
方法

3. 中医治疗

中医学认为,孤独症与心、肝、脾、肾有紧密关系,一般多为虚证,常见的为心脾两虚、肝肾不足等症。传统中医治疗,例如推拿、针灸、刮痧等,通过穴位的作用,调补五脏之气、益气养血补髓,气行血运,则可以濡养头窍,从而促进语言能力的发展。不同症状选择的穴位不同详见二维码。

穴位的选择

4. 经颅磁刺激治疗

孤独症属于神经发育障碍性疾病,理论上讲,经颅磁刺激治疗可以直接作用于大脑,通过选用特定的区域(言语功能区、社交功能区、执行功能区、认知功能区等)进行刺激,改善局部脑细胞的代谢,促进相应功能的发育。这是一个相对安全有效的康复治疗技术,但是应用上也需要规避禁忌证,如存在人工耳蜗、颅内植入物、颅内压增高等是不能使用的,同时小于 2 岁、囟门未闭的儿童,也不建议使用。

5. 药物治疗

对于孤独症核心症状,目前没有特效药物,药物治疗仅可辅助改善部分核心症状。在 6 岁之前不推荐使用药物,应以康复训练为主。6 岁以上可根据症状及其影响程度选择药物,以单一用药为主,逐渐增加剂量,用药前需要与家长沟通并签知情同意书。目前常用的药物有氟哌啶醇、舒必利、舍曲林、阿立哌唑等,根据不同症状选择不同的药物。

（五）脑性瘫痪儿童的语言康复治疗

脑性瘫痪简称脑瘫，全球范围内报道的患病率为 0.15%～0.40%，是一组由复杂病因引起发育中的胎儿或婴幼儿脑部非进行性损伤所致的、持续存在的中枢性运动和姿势发育障碍症候群，可伴有认知、语言、行为障碍以及癫痫等问题，最易导致儿童残疾。70%脑瘫儿童伴有其他症状，包括智力发育障碍、语言障碍、视觉障碍、严重视觉障碍、听力障碍及吞咽障碍等。所以，脑瘫儿童语言评估和治疗需要对影响因素进行综合考量，尤其是痉挛型四肢瘫、不随意运动型和共济失调型脑瘫，应在前语言阶段进行语言干预。另外，脑瘫类型及严重程度不同导致的语言障碍各异，因此，脑瘫儿童语言治疗模式、方法和具体内容应结合儿童实际情况，整体分析、具体解决。

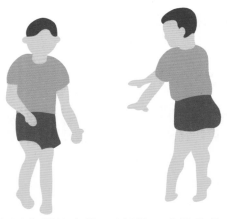

脑瘫儿童在进行语言训练之前，要保持正确的体位、端正坐姿，利于气流通畅、构音器官运动自如，减轻异常姿势对发声及构音系统的影响。训练中常见体位如下。

仰卧位：保持头正中位，躯干水平，膝及髋关节屈曲，上肢对称。

抱姿：跪位或端坐位，从儿童后方将其抱起，使其端坐于家长腿上，躯干竖直、骨盆固定，儿童双手放在台面，双脚踏地。

坐位：对于能保持端坐位的儿童，可将座位固定于训练椅上。对于维持姿势困难的儿童，可借助姿势椅。

下面将针对脑瘫儿童语言障碍的常见治疗方法进行介绍。

1. 认知康复

语言的感知依赖听觉和视觉功能,而视听觉障碍是脑瘫重要的伴随障碍之一。听力障碍致语音传入受限、语言信息获得不完整、辨音及声音定位不准确,导致语言感知障碍,如相近音不能区分、长音符词句理解困难等。视觉障碍则限制视觉信息的传入、影响双眼聚合、立体感和视觉组织等功能,儿童在模仿发音时,会出现对发音器官形态位置感知不准确;同时,儿童对语言符号如字、图等缺少完整、正确的形象感知,导致内涵理解缺陷。脑瘫儿童语言认知训练需结合听觉及视觉功能方面的训练,增强对语言的感知能力,制订出具体的训练计划。如对相近音不能区分的儿童,先进行语音察知和识别训练,在语音察知和识别训练中,可以使用图片进行辅助,例如呈现一个语音,然后呈现这幅图片。视听觉障碍的训练也有助于脑瘫儿童对整体汉字、字词进行分辨和识别(具体内容见"智力障碍儿童的语言康复治疗")。

2. 理解能力康复

儿童语言理解能力发展是建立在视听觉感知、认知、记忆、联想和注意等综合基础能力之上。脑瘫儿童共患病多,以上环节或多或少可能受累,加之身体残疾造成的活动范围狭小、语言环境贫乏、缺乏社交和沟通机会,这些综合因素必然影响脑瘫儿童语言理解能力的发展。

根据所伴有的共患病不同,脑瘫儿童语言理解障碍会有所差异。

例如,脑瘫儿童伴智力障碍者的语言训练要以其语言发育的阶段为基础,尊重儿童认知规律,制订具体训练计划。而伴有孤独症障碍者应在纠正异常行为、改善共同注意及提高安坐能力的基础上进行(具体内容见"智力障碍儿童的语言康复治疗")。

3. 口部运动康复

脑瘫儿童普遍存在构音三大系统(呼吸系统、发声系统、共鸣系统)的运动受限,常因脑损伤引起的神经肌肉功能障碍影响语言的表达,导致嗓音、音韵和流畅度等方面异常。由于其肌张力过低或过高、喉部肌群收缩、舒张不协调,导致气流通过声门时,形成或低或高以及高低转换不流畅的异常情况。鼻腔、口腔、咽腔、软腭、悬雍垂、舌、唇等共鸣系统肌肉的不随意运动和协调性受限,导致韵律异常、音位错误等。

针对脑瘫儿童的上述问题,可进行针对性的训练。

(1)呼吸控制训练

1)深呼吸训练:将儿童口鼻同时堵住,屏住呼吸,在一定时间后迅速放开,从而改善肺活量,促进深呼吸。

2)腹式呼吸训练:嘱儿童平稳地由鼻吸气,然后缓慢地由嘴呼出。吸气时上腹部向外隆起,呼气时上腹部下陷。对一些欠配合或病情稍重的儿童,可借助镜子深吸气,然后哈气。

3)呼气时间及力量训练:儿童面前放一点燃的蜡烛,嘱儿童深吸一口气,然后平稳、缓慢地将气流呼出,使蜡烛的火苗不断闪动但不灭。也可以将游戏换成吹肥皂泡、吹哨子等。如儿童呼气时间短而且弱,可采取卧位,帮助进行双臂外展和扩胸运动的训练,也可在呼气末向前下方轻轻按压腹部来延长呼气的时间和增加呼气的力量。

4)口、鼻呼吸分离训练:儿童取抑制异常姿势体位,闭住嘴巴用鼻吸气,再捏住鼻子用口呼气。呼气前要停顿,以免过度换气,逐渐增加呼气的时间,在呼气时尽可能长时间地发 s、f 等摩擦音,但不出声音,经数周训练,呼气时进行同步发音,坚持 10 秒。还可以采用可视性口、鼻呼吸训练来提高儿童的兴趣,将报纸撕成条状,放于儿童口鼻前面,让儿童吹或吸,可以提高儿童的兴趣。对不能听懂指令或不会做的儿童,可以帮助儿童对捏其嘴唇,迫使其用鼻吸气,然后捏其鼻孔,迫使其用嘴呼气,交替做 2 ~ 3 分钟。

(2)口部感知觉训练

1)冷刺激法:冷刺激是儿童可以耐受的,而且有助于锻炼儿童原本不愿意或不能耐受的触觉刺激。可以使用冰冷食物、冰棉签、湿冷毛巾或冷手。

2)触摸法:让超敏的儿童触摸自己(如儿童自己把手指放进嘴里)、触摸熟悉的东西(如每晚用牙刷刷牙)。

3)食物刺激法:用儿童熟悉的食物进行口腔内触觉刺激是儿童更乐意接受的治疗形式。如果儿童口腔内触觉弱敏,而口腔外超敏,则可在其口腔内用食物进行刺激(如咀嚼有一定硬度及韧性的食物)。

(3)下颌和口唇的运动训练　脑瘫儿童常见下颌运动障碍,口唇难以正常的开闭,因而无法构音。对于智力较好的儿童可予语言指示,让其做张口、闭口、龇牙、咧嘴、圆唇、鼓腮、展唇等动作。或者将唇膏涂在唇上,让儿童把唇印印在纸巾或者毛巾上;发出"巴""巴"的双唇音;咀嚼固体食物,如将苹果、甘笋等切成条状,放在大牙上让儿童练习咬嚼或让儿童咀嚼口香糖。

对于张口、口唇不能闭合的儿童,可以采取以下方法。①冰刺激法:用冰块在脸颊、口唇周围进行摩擦,刺激促进口唇闭合。②毛刷法:用软毛刷在脸颊、口唇周围进行快速刷擦(5 次/秒),促进口唇闭合。③拍打法:用手轻轻拍打下颌及下颌关节附近的皮肤,诱发下颌反射,促进下颌上抬,口唇闭合。

(4)舌的运动训练　①对于智能较好的儿童可以用语言指示舌向外伸出、回缩、左右侧向运动、上抬、下降等运动,每个动作最少重复 10 次,逐渐增加运动次数和速度,熟练后还可用压舌板进行适当的抵抗,给予反方向的力,以增加舌的力量。②对于年幼或不能配合指令的儿童,可利用儿童较喜欢吃的棒棒糖、甜饼等,诱导儿童伸舌在口周各个方向舔取,从而达到改善舌运动的目的。③重症儿童舌体运动严重受限,无法完成前伸、后缩、上举等运动,可以用吸舌器协助儿童完成舌运动,或者用无菌纱布分别裹住拇指和示指,伸入口腔,向上、下、左、右摇动舌体,然后捏住舌前部向外牵拉,重复数次。

4. 发音康复

(1)发音训练　发音训练是按照构音检查的结果对儿童进行正确构音的训练,严格按照声母音位习得规律进行训练。黄昭鸣的研究指出汉语中21 个声母音位的习得遵循 5 个阶段的发育规律:第一阶段 b、m、d、h;第二阶段 p、t、g、k、n;第三阶段 f、j、q、x;第四阶段 l、z、s、r;第五阶段 c、zh、ch、sh。按照从易到难的顺序,逐步增加治疗的难度和深度。训练由单音节→单词→句子→短文的顺序进行(具体内容见"功能性构音障碍儿童的康复治疗")。

(2)韵律训练　由于运动障碍,脑瘫儿童的语言表达常缺乏抑扬顿挫及重音变化,而表现出音调单一、音量单一及节律的异常。可用乐器让儿童随音的变化训练音调和音量。带有音量控制开关的声控玩具用作训练也很有效。对节律训练,可以用节拍器,设定不同的节律和速度,儿童随节奏纠正节律异常。

（3）克服鼻音化的训练　具体内容见"腭裂儿童的语言康复治疗"。

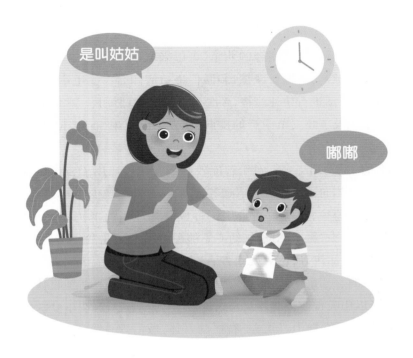

5.感觉统合训练

由于脑瘫儿童主要存在运动障碍和姿势异常,并可能伴随其他障碍。良好姿势的控制是进行语言治疗的前提。所以,对脑瘫儿童开展的感觉统合训练重点是前庭觉训练和本体感觉训练,同时可以兼顾粗大动作、精细动作、肌力和耐力等训练。

感觉统合训练为脑瘫儿童提供了一种科学与游戏相结合的训练环境,能作为一种有效的治疗手段,用于改善脑瘫儿童的感觉障碍及神经心理发育。几类常用方法详见二维码。

**感觉统合训练
常用的方法**

6. 医教融合

家长在注重脑瘫儿童能否会走、能否生活自理的基础上,逐渐开始关注脑瘫儿童的教育问题,而脑瘫儿童教育的根本目的是促进全面发展,使之适应正常社会生活。改变先医后教的现状,对脑瘫儿童关键期的发育有重大意义。

对学龄前儿童和学龄前脑瘫儿童,在康复医生和语言治疗师的指导下,短期医院干预结合教育机构干预,根据每个脑瘫儿童的障碍与缺陷不同,因人而异,发挥每位脑瘫儿童的潜能,既不耽误幼儿园学习又可以进行语言康复训练。医教融合也能提高儿童的兴趣,提高儿童学习的效率。

医教融合是康复治疗和教育之间结合的基础和必然条件,是特殊儿童由"特殊"向"正常"的过渡,使家庭社会都受益。

7. 音乐治疗

音乐作为一种非语言的沟通方式,可以在第一时间吸引儿童的注意力,是帮助儿童建立与他人沟通的桥梁。

脑瘫儿童除了存在运动功能障碍,还存在着行为、社交等多方面问题。音乐治疗作为一种特殊的治疗方式,能够对脑瘫儿童的一些问题进行有针对性的改善。所以说音乐治疗是一种能够帮助脑瘫儿童实现心理和生理康复的重要手段。

在心理方面,随着脑瘫儿童身心的不断发育和成长,他们会逐渐意识到自己跟其他肢体健康儿童的不同,担心会被他人嘲笑,产生自卑感。这时,音乐治疗可以帮助儿童重新建立自信,获得更多的心理支持。

在肢体方面,当脑瘫儿童在进行康复训练的时候,他们会因为各种原因而出现焦虑的情绪,加入音乐的辅助,帮助他们缓解情绪,从而提高康复训练的效果。

由此可见,音乐治疗在脑瘫儿童的康复训练中起着很大的作用。

脑瘫伴有言语障碍的儿童能以多种方式在音乐治疗中交流,歌唱包括演说和语言,更具体的还有听觉记忆、音调的和谐与流畅。声音和管乐器训练可以与语言治疗结合使用,治疗的目的包括发音、音调变化、呼吸和语速的改善。不具备语言的儿童更适合音乐治疗,音乐治疗可以提供加强沟通的方法,使这些脑瘫的儿童通过音乐表达他们的感情和想法。

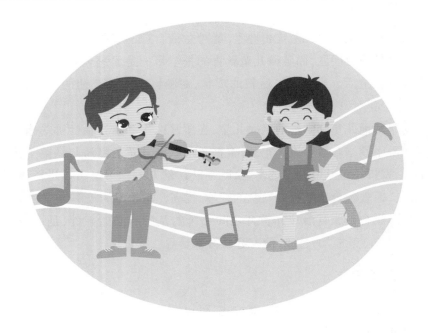

8. 传统中医疗法

小儿脑瘫属于中医学"五迟、五软"范畴,中医治疗方法有头针、耳针、艾灸等。其中,头针具有疏通经络、调节阴阳气血的功效。通过头穴针刺,使大脑皮质血管扩张,改善病损皮质的血运供应。选择性刺激头部相对应运动区,平衡区,足运感区,语言一、二、三区,感觉区,智力区,晕听区,视区,对语言障碍、智力障碍、粗大运动功能等脑瘫儿童的恢复都有积极作用。

9. 经颅磁刺激治疗

经颅磁刺激治疗是一种无创的非侵入性脑刺激技术,适用于中枢神经损伤导致功能障碍的各类型脑瘫儿童,不仅可以缓解儿童的肢体痉挛、改善运动功能,还可以提高儿童的言语和认知功能。通过刺激右侧大脑半球语言区、功能优势区,提高语言功能、改善构音障碍。

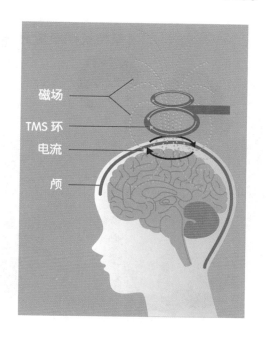

10. 父母课堂

（1）脑瘫治疗越早效果越好　婴幼儿时期尤其2岁之前是大脑发育最迅速的时期,也是大脑可塑性最强的时期。如果脑细胞在这段时间内受到损伤后及时修复的话,可最大程度地改善疾病的预后。随着年龄的增长,神经系统的发育逐渐成熟,多种治疗手段的干预效果必定不如之前。正如要想小树苗长成参天大树,必须要在早期就好好管理,同样的道理脑瘫的治疗是越早效果越好。

（2）脑瘫的治疗方法　包括功能训练、矫形器、手术等方面,主要是利用各种有益的手段对儿童进行综合治疗,按照儿童运动发育规律进行功能康复训练,同时针对合并的语言障碍、智力低下、异常行为等进行干预。

脑瘫的治疗是一个漫长的过程,康复训练是儿童脑瘫治疗的重中之重,在康复训练中,儿童是核心,家庭是主体,而在家庭主体中父母或照顾者又起着决定性的作用,因此父母必须树立信心,学习相关家庭康复方法,坚持长期康复治疗。

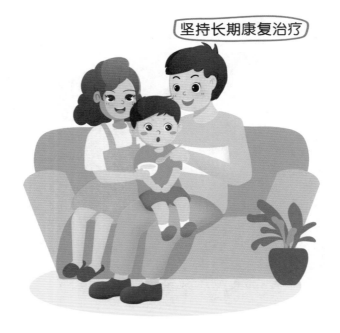

（六）腭裂儿童的语言康复治疗

腭裂修复术前的儿童，生理结构的改变对他们的容貌、喂养、语音、口腔卫生都有着非常严重的影响，部分儿童还伴随有语言发育迟缓和心理问题。因此腭裂儿童在合适的时间内先选择手术修复，纠正解剖结构，并尽早进行康复治疗纠正语言功能障碍。

腭裂儿童由于腭咽闭合不全，腭部与口鼻相通，无法关闭腭咽口阀门，因此气流进入鼻腔和口腔之中，口腔内部的气压下降，鼻腔的共鸣过重，故而导致其鼻共鸣音异常（过高鼻音）、鼻漏气、代偿性发音。值得提出的是，由结构性腭咽闭合不全引起的鼻共鸣音异常或鼻漏气应先手术，再进行语音训练。

语音训练按照录音→评定→语音训练→录音→再评定的原则，它贯穿整个康复治疗过程。大部分儿童年龄较小，配合度较成人相对较差，因此在治疗中应以游戏、玩具、互动为手段，诱导儿童积极主动参与配合治疗，提高治疗效率，缩短治疗时长。

治疗方案：①改善口面部感知觉；②最长声时训练；③口部运动训练；④构音训练；⑤发音的巩固熟练化；⑥心理干预。具体如下。

1. 改善口面部感知觉

因为腭裂及手术的原因，腭部很少得到充分的刺激与运动，发音时更无法很好地协调应用，所以首先要改善儿童的口面部感知觉。选用的工具是口腔按摩海绵棒、电动口腔按摩棒、指套牙刷、冰棉签等，具体根据儿童的敏感程度选择。选用合适的口肌工具，从脸颊—耳前—唇角—上唇—下唇—两腮—舌面部—软腭进行刷擦，根据儿童接受程度选择合适力度。刷擦时注意不要让工具过于靠近舌根部而造成儿童的不适感，从而产生抵触情绪。刷擦软腭时并配合叹气可使软腭主动上抬，还可以发"a—"、"i—"、"u—"、"pada，pada"等音，重复数次，促进软腭主动上抬，按摩硬腭、软腭，增加软腭的本体感觉。

2. 最长声时训练

由鼻孔缓慢深吸气，屏气数秒，具体时间根据儿童情况调整，再缓慢吐气，如此反复训练数次。增加运动量也是一种较好的锻炼肺活量的方法，能有效促进声时延长。此外还有吹气球、吹蜡烛、吞咽运动等方法。最后可以用手势帮助儿童形象化最长声时，如两手示指竖起并在一起，对着儿童做示范说"a—"，同时把左右示指缓慢拉开距离。这样不仅可以让儿童能清楚地理解最长声时，同时也是视觉上的一种有效反馈，儿童也更喜欢这种有趣的训练方式。

3. 口部运动训练

详见"构音障碍儿童的康复治疗"。

4. 构音训练

根据构音评估的结果，矫正错误的发音代偿习惯，建立正常的构音模式。训练原则：①在手术伤口恢复良好的基础上越早进行越好，年龄越小，代偿性发音的习惯形成时间就越短；②术后解剖条件改善，尽早进行腭咽闭合不全的训练；③给予儿童及父母心理安慰，对于年龄大的儿童，尊重他们，使他们树立信心,对于年龄小的儿童,可用形象化的图片、玩具,发挥他们观察力和模仿能力;④语音训练遵循"音素—音节—词汇—短句—短文、会话"的原则;⑤基于辅音错误类型制定有针对性的、个体化训练方案;⑥巩固加强运用训练,将正确的发音和发音技巧灵活地运用到日常生活中。

辅音错误类型
针对性训练方案

辅音错误类型针对性训练方案详见二维码。

5. 发音的巩固熟练化

(1)变通拼音法　即将声母与介音结合,再与其他部分结合。如 qiao 可以拆分成 q-i-ao(qiao)。

(2)修饰　利用儿童已掌握的辅音,稍加修饰去诱发新的音节。如 t 音稳定后,让患者放慢舌尖触牙齿的动作便可以引出 q 和 c 音。

(3)音韵快速结合与转换　在掌握基本的辅音发音后,由单音节逐步过渡至双音节,声母与韵母之间结合与不断加快转换速度,同时注意四声调。

(4)兼顾其他方面　部分儿童还伴有智力、语言方面的异常,不能够清晰地表达出自己内心的想法。因此腭裂儿童在表达时,家长应耐心地倾听,给予鼓励。在儿童表达完后,如不能理解儿童所表达的意思,可以说"刚刚我没听清楚,可以再说一遍吗",把听不清楚的责任揽到自己身上,避免儿童产生气馁或不自信的表现。

6. 心理干预

部分腭裂儿童还有心理方面的问题。调查发现,腭裂儿童的父母心理状况很大程度上影响儿童的心理。因此家长必须正视自己的焦虑,减少不切实际的悲观想法,带动儿童主动参与治疗和社交,将康复治疗积极融入家庭生活中去。随着儿童年龄的增长,自尊心和好胜心也在增强,因此在治疗过程中要及时发现儿童的正面表现,给予夸赞;对于较难的训练内容,可以给予辅助,减小难度,难易交叉,让儿童在成功中树立信心。此外还可以加入音乐、绘画、沙盘游戏等治疗手段。让儿童的心理问题同时得到干预,提高整体康复治疗效果。

（七）听功能障碍儿童的语言康复治疗

听功能障碍儿童家长可能会有疑问："戴上助听器或者人工耳蜗，儿童不是就能听到了吗？为什么还要做康复训练呢？"这就涉及前面讲到的知识点——听力与听觉的关系。正常的儿童，听力是正常的，从出生起，宝宝就开始接受外界声音的刺激，包括但不限于语言，在这些声音的刺激下，脑功能得到了正常的发育。而听功能障碍儿童，听力的损失阻断了大脑接收外界声音刺激的路径，从而影响了大脑听觉中枢和语言中枢的正常发育。助听器或人工耳蜗补偿的是儿童的听力，补偿不了听觉等脑功能，这些是需要通过康复训练一点点改善的。

目前我国尚无听功能障碍儿童康复治疗的相关标准或指南。在中国听力语言康复研究中心和中国聋儿康复研究中心等相关专业组织的积极倡导和推动下，自 2007 年起，听觉口语法被列为听功能障碍儿童全面康复的主要方法之一，在国内广泛推广应用，在国际上也已被广泛认可。

听觉口语法，是指在助听设备的帮助下，教导听功能障碍儿童学习听声音、听懂口语并开口说话，成为一个听觉的学习者，最终融入社会的教学法。相比其他运用视觉、触觉等多感官获得沟通能力的方法，听觉口语法强调早期的听觉干预及有效的听能管理，确保听功能障碍儿童运用听觉学习口语交流，重视听力治疗师、语言治疗师及家长的紧密合作，尤其强调父母的深度参与，指导和培训父母成为听功能障碍儿童口语发展的首要促进者。

听觉口语法的具体训练内容包括听觉、语言、认知、构音、社交沟通等方面，其中，听觉训练是基础。需要注意的是，有些听功能障碍儿童的运动、感觉统合、社会适应能力等方面也可能会出现不同程度的落后，康复团队会针对性地进行训练以帮助儿童实现全面康复。

1.听功能障碍儿童康复治疗的原则

（1）听觉优先 理解先于表达，听得好才能说得好，听觉训练在听功能障碍儿童整个康复过程中扮演着排头兵的角色，其次才是语言、认知、构音等训练。另外，在每一个小的训练活动中，也要遵循听觉先于视觉的原则，声音的呈现要在物品出示前、进行操作前。由于感官补偿的原因，听功能障碍儿童会优先选择看而忽略听,如果先出示玩具和图片,儿童的注意力会保持在玩具或图片上,而忽略声音。

（2）先易后难　这个原则贯穿我们整个康复过程中,听觉训练要按照察知、分辨、识别、理解的顺序,难度依次增加。另外,具体到每一个治疗方案,也要按照先易后难的原则,训练环境由安静到有背景噪声、声音和儿童的距离由近到远、声音由真实声音到录制声音、语速由慢到快、重音强调关键字到不强调等。

2. 听功能障碍儿童康复训练内容

（1）听觉训练　听觉的康复训练是听功能障碍康复中最基础、最重要的一环,包含听觉察知、听觉分辨、听觉识别、听觉理解 4 个阶段,难度依次增加,需要治疗师和家长带着儿童一步一步地进行,切忌拔苗助长。

1）听觉察知:听觉察知的训练包含无意察知和有意察知两部分（表3-3）。

表3-3　听觉察知的训练

方式	无意察知	有意察知
给声方式	不经意间呈现声音,儿童事先不知道会有声音出现	儿童事先知道会有声音出现,需要集中注意力听声音什么时候出现
反馈方式	治疗师观察儿童的反应,眼神、表情、动作等	需要儿童主动配合,听到声音时做出事先约定好的反馈方式,比如套圈

无意察知是聆听意识形成的前期阶段。用到的声音包括乐器声、环境声、言语声,比如鼓、铃铛、三角铁、动物叫声、童谣等,包含了低频、中频和高频,具体要结合每个儿童的听力情况,对于察知不到的声音重点训练。训练方法详见二维码。

听觉察知训练方法

2）听觉分辨:在听到的基础之上,儿童开始初步地认识所听到的声音,听觉分辨是训练儿童从时长、强度、频率等维度区别两个声音相同与否的能力。先易后难,先从多维度区辨,即两个声音在持续时间、响度、频率（低沉→尖锐）上都不一样,先后给出两个声音,让儿童判断相同与否并指出来。随着儿童能力的提高,训练内容也会增加难度变成单维度区辨,比如"u———"和"u—"只是持续时间不一样,但声音大小和频率是一样的;同样的,还有持续时间和频率相同,对响度进行区辨,持续时间和响度相同,对频率进行区辨等。同时,在一个区辨维度里,治疗师会逐渐减少两个声音的区辨度进一步增加训练的难度,比如一开始是对80分贝与40分贝的声音进行响度区辨,随着儿童能力的提高,治疗内容变成70分贝与50分贝的声音进行响度区辨,以逐渐提高儿童听觉的敏锐度。

游戏示例:开火车进阶版。准备一辆小火车,一个长轨道,一个短轨道。治疗师先示范,发一个长的"u———"声音,然后用手辅助儿童在长的轨道上开火车,再发出一个短的"u—"声音,用手辅助儿童在短的轨道上开火车,儿童明白规则之后,撤去辅助,治疗师发出声音后,让儿童认真听自己选择对应轨道开火车(注意:两个声音要尽可能控制响度大致一样)。

3)听觉识别:这个阶段,对声音的认识就更深入一步,要求儿童能够从音位的特征精准地听声音,也就是我们平常所说的这些声母和韵母,儿童能够非常精准地听清楚,这是说清楚的前提,比如治疗师说的是"bào(抱)",儿童听到的就是"bào(抱)",而不是相似的"pào(泡)"或者其他的音节,再比如"xià(下)"和"xiào(笑)"等。

经过听觉察知和听觉分辨的训练,一般儿童已经能从听觉上初步识别出来一些音位了,对儿童的听觉识别能力进行系统的评估,治疗师会利用专业知识针对儿童未识别出来的音位制订出治疗计划,先从简单的声母和韵母开始,逐渐过渡到比较难、比较复杂的声母和韵母,进行系统的、有计划的训练。

训练的方式是给声的同时呈现对应的图片,比如下图,给声"bào(抱)"同时呈现对应图片,给声"pào(泡)"同时呈现对应图片,然后随机发其中一个音[比如"bào(抱)"],让儿童指出对应的图片。

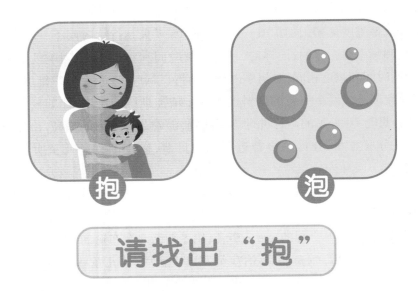

4) 听觉理解：这是最高层次的听觉能力，可以和语言、认知结合在一起综合教学。

先是词语理解，给出几张图片，治疗师说出其中的某个词语如"大象"，让儿童指出对应的图片，这些词语包括生活用品、身体部位、动物、交通工具、水果、蔬菜、动词等，如"碗、耳朵、大象、摩托车、葡萄、洗"等。同时，可以结合语言训练，让儿童仿说，进一步命名这些图片，练习儿童的语言表达能力。

词汇掌握一定的量后，要练习儿童对词组的理解，即同时出现多个词语，比如"穿鞋子""葡萄和香蕉""两件红色的毛衣"等，让儿童从多张图片中找出对应的图片。同时，可以结合语言训练，让儿童描述这些图片，练习儿童的语言表达能力。

之后进一步增加难度，练习儿童对长句的理解，治疗师说句子，让儿童从备选图片中找出对应的图片，句子越长，需要儿童抓取的信息量越多，难度就越大，比如对"狗"的描述，句子可以是：①"它有四条腿，它会汪汪叫"；②"它有四条腿，喜欢吃骨头"；③"它是动物，它有四条腿，常被人养来当宠物，会帮人看家"；④"它是动物，它有四条腿，可以当宠物养，也常帮助人做事情，它吃专门的饲料，但更爱骨头"。让儿童根据描述选出对应的图片。同时，可以结合语言、认知训练，和儿童一起玩"你说我猜"的游戏，儿童既有"猜"的机会(练习听觉理解和认知),也有"说"的机会(练习语言的表达)。

再之后,就是对短文的理解,让儿童听短文,治疗师会提问一些相关的问题,练习儿童听取并理解大量内容的能力。同时,结合语言训练,可以让儿童把短文内容复述出来。

(2)语言训练 一般来说,听功能障碍儿童具备了一定的听觉识别能力之后,就逐渐开始说话了,先是单字。这个时期,治疗师会给予儿童一个有效的口语输入,即给儿童说的内容符合儿童的语言水平。一般从动物叫声或交通工具的拟声词及"妈妈"等称呼音开始,语言要尽可能简洁、清晰明了,以便帮助儿童更好地吸收和掌握。比如,我们指向爷爷走过来的方向同时说"爷爷",要比"宝贝,你看那边是谁过来了,是不是爷爷呀"更有效。确保口语输入的有效性,有一定量的积累,儿童就逐渐地说得越来越多啦!

后面随着儿童能力水平的提高,教的内容逐渐过渡到各类词语、词组、短句、长句、短文、沟通对话等,一步步提高儿童的语言水平,其中部分内容是可以和听觉理解结合教学的,前文已经提过,这里不再介绍。需要注意的是,听觉理解更侧重于听,而语言表达更侧重于说。

(3)认知训练 可能家长有疑问:"我家儿童只是听不好,智力没问题的,很聪明的,比如……的时候他会……为什么还要进行认知训练呢?"

这里需要说明一下,给听功能障碍儿童做认知训练并不是说听功能障碍儿童是笨儿童,而是因为语言是儿童认知发育的重要渠道,我们掌握的很多知识都是靠他人口语传授的,听功能障碍儿童听力的损失影响语言的发育,并进一步导致认知的发育落后。一些听功能障碍儿童在视觉、触觉等其他感官上有异于常人的敏锐,但是和听觉相关的认知能力上会落后一些,比如放形状拼板和认识形状拼板都是认知能力的一种,前者依靠视觉,而后者就需要依靠听觉了。

待儿童具备一定的听觉理解和语言能力之后,治疗师会根据儿童的年龄及康复程度逐渐加入认知康复的内容,包含颜色、形状、数的概念、空间方位概念、时间概念、逻辑推理、联想与想象等。

(4)构音训练 听功能障碍儿童一般都会存在一些构音的问题,即常说的"吐字不清"。由于儿童个体差异性非常显著,每个听功能障碍儿童的语音掌握过程都会存在区别,因此要对儿童的构音功能进行精准评估,从而进行针对性的康复训练,包括构音语音评估和口部运动评估。根据评估结果,治疗师会进行专业的分析,从而制定出适合儿童的治疗方案。

需要注意的是,听功能障碍儿童的构音训练要先进行听觉识别的训练,也就是听觉的第3个层面,加强儿童对目标音位的感知,确保儿童可以在听觉上对这两个音进行区分,之后才是诱导目标音位。

(5)社交沟通训练 听和说是儿童与外界进行互动的桥梁,听力的损失使得听功能障碍儿童缺少了社交沟通一个很重要的通道,再加上听力损失导致的语言认知的落后也会影响儿童社交沟通的发展。和孤独症不一样,听功能障碍儿童渴望得到关注,融入环境和小朋友们,但往往因为听不到声音或听不清楚,逐渐变得沉默寡言、性格内向。针对这种情况,我们根据儿童的年龄和语言认知水平,营造一些社交沟通的情景,比如打招呼、分享玩具、轮流等待、发起邀请、商量、故事角色扮演、发起话题、维持话题、转移话题、结束话题等。

(6)父母课堂 康复,是大家携起手来一起同行的事情。在整个康复的过程中,儿童更快更好的康复离不开治疗师和儿童的努力,同样也离不开家长的配合,听觉口语法尤其强调父母的深度参与。每天治疗结束后,治疗师会布置一些家庭康复的内容,需要家长带领儿童训练。

3.听功能障碍康复的效果

跟其他所有疾病一样,听功能障碍也有轻重之分,其中根据听力补偿的范围是否在言语香蕉图内,助听效果由好到差分为最适、适合、较适、看话4个层次,前3个层次的儿童进行听觉口语康复训练的效果较为明显,最后1个层次的儿童进行听觉口语康复训练的效果一般不太理想,建议充分发展其读写能力帮助其沟通。

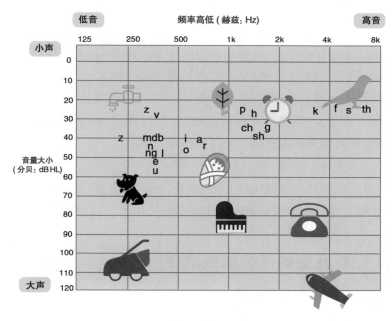

言语香蕉图

4. 助听效果的监控

不管是助听器,还是人工耳蜗,每隔一段时间就需要调试一次。因为每个儿童的听力在不同频率点的听力损失情况都不一样,助听器和人工耳蜗是需要经过调试来实现个体化的,以适应儿童良好地听取多种多样声音的需要。一开始儿童的听觉、语言、认知等方面都处于落后的状态,没有一个好的聆听意识,也给不到医生一个好的反馈,所以并不能一次性直接调试到最合适的状态,经过一段时间的康复训练,儿童能建立一个好的聆听意识和听反馈时再调试,能够使助听器或者人工耳蜗调试到更适合的状态,从而帮助儿童听得更好。

如果儿童刚佩戴助听器,培养儿童对声音的兴趣、培养好的聆听习惯是非常重要的。生活中,家长可以和儿童一起玩一些声响玩具,互动的过程中,家长的语言要抑扬顿挫、有感情、有趣味,结合丰富的面部表情和肢体动作,激发儿童对声音的兴趣;也可以和儿童一起玩一些听声寻宝的游戏,促进儿童有意聆听的意识。另外,带领儿童多接触大自然,从而感知各种各样的声音,比如炒菜声、电话铃声、鸟叫声、汽车鸣笛声、笛子的声音、青蛙的叫声等。

随着康复治疗的进展,儿童的能力水平会逐渐提高,儿童康复治疗的内容和家庭康复的内容也会随之变化,家长配合治疗师的指导即可。

康复是一个漫长的过程,本文介绍了听功能障碍康复的大致内容,具体到每一位儿童身上,还需要进行系统的、全面的评估,详细地了解儿童能力水平,从而针对性地制定出每个阶段的治疗方案。

从"十聋九哑"到"能听会说",医疗技术的进步给听功能障碍儿童带来了福音,经过全面的康复训练及儿童、家长、医生和康复治疗师的共同努力,听功能障碍儿童是有可能逐渐融入学校和社会中的,一起加油吧!

（八）口吃儿童的语言康复治疗

口吃是一种极为复杂的语言表达流畅性障碍,具体表现在言语表达过程中出现不合时宜的重复、卡顿、拖音等现象。儿童口吃多出现于 2~5 岁,称为发育性口吃,男女比例为(3~4)∶1,大约 25% 的儿童在长期内仍会存在口吃问题。

口吃的影响因素有很多,从生理上讲,因为大脑左、右半球都参与语言处理过程,大脑左半球为语言优势区,起主导作用,口吃者由于缺乏左半球对右侧的控制优势,造成两侧大脑半球同时发送各自的神经支配信号,造成两侧与言语构音有关的肌肉发生非同步运动,从而导致口吃;且支配情绪的大脑右半球活动过度会产生时间控制障碍。从心理上讲,情绪的紧张、激动、急躁和急于表达是引起口吃的主要原因,对 2~4 岁儿童来说,非流畅性言语为语言发育的一个阶段,这个年龄段的儿童语言正处于发育期,尚未成熟,想说一个事的时候,有时候大脑里一时找不到正确的词汇,需要想一想,在寻找词汇的过程中,常常会在自己没有发觉的情况下,重复很多遍已经说过的词,其实是语言表达跟不上想法的表现,如果父母没有给予正确的引导,很可能发展成口吃,并且会对儿童以后的行为和情绪心理方面产生影响。

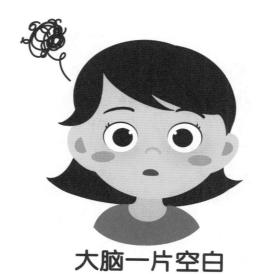

大脑一片空白

有研究表明,发育性口吃儿童虽总体发育正常,但各能区间发育不平衡,口吃儿童语言发育商均值正常,精细动作、适应能力落后于正常儿童。儿童神经心理发育不平衡及落后是发育性口吃发生的原因之一,影响口吃的发生及预后。所以发育性口吃的康复离不开全面、系统的康复训练。

针对口吃儿童,有哪些康复治疗方法呢? 分为以下几种:①放松训练;②呼吸训练;③速度和节律训练;④口部运动训练;⑤音量控制训练;⑥语句训练;⑦治疗师的正确反馈;⑧感觉统合训练;⑨作业治疗。具体内容详见二维码。

口吃儿童的
康复治疗方法

针对口吃儿童有哪些家庭训练小技巧呢?

1.减慢说话速度

研究表明影响语言流畅性的因素之一是讲话者及倾听者们的语速,当儿童说话语速加快时,就可能出现重复和拖音现象,因为其口唇和下颌不能快速移动。同时,说话语速过快很有可能造成语音的形成与呼吸的不协调。另外有些儿童语速加快时,大脑处在较兴奋状态,就会出现"嘴巴跟不上大脑"的现象。他们为了保证自己有充分的思考时间,就会开始重复使用连接词,如:"那、那、那……然后、然后、然后……"

一旦儿童学会快速说话,要减慢速度就较难,所以我们在平时讲话时一定要减慢语速,那样儿童就有可能相应地减慢语速。

2. 减少提问式语言

当口吃儿童被提问问题数量增多时,他们的非流畅性言语就会增加。许多成人与儿童的交流多为提问式,而这些问题可能是无关紧要的,如:"你昨天下午跟谁去玩了?"这看似是个很简单的问题,但对于口吃儿童来说可能是个大麻烦,他们在回答问题的过程中要去思考昨天发生的事,去想怎样用语言表达,这样的过程会使非流利语言增加。我们认为改变口语交流方式,减少提问次数,如减少 50% 问题数量,效果较佳。许多父母发现陈述句方式对减少儿童口吃非常有益。陈述小技巧:如当儿童在玩耍时,父母可以用一些简短的句子跟儿童谈论他在做什么、想什么、有什么感受,说话语气要适中,不要让儿童感到你在给他做训练,否则儿童可能会拒绝。

3. 言语表达

不要难为小孩,避免"做给我看,说说!"等习惯。因为这样干扰了儿童的思维过程,需要大量记忆,过分关注了言语的形成,如指示小孩:"告诉爸爸,你去过哪里?""告诉爸爸,我们过去见到了什么?"等。成人可以描述父亲、母亲、爷爷过去的某些事情,如小孩愿意插嘴发表自己的看法,是可以的;否则不要逼迫儿童说这类的话。

4. 随时随地

如能经常谈论当时发生的事情,儿童的流畅言语会增加。当谈论的物体和事情摆在他们面前时,儿童发音更加流畅,获取词汇速度加快。如要儿童回忆昨天或两小时前他做了什么、看到了什么,他似乎搜寻名字或单词来表达他的想法,可能不利于他的流畅性言语的表达。

5. 即刻重复

对于 3 岁以下的儿童,如我们能重复他们刚才说过的话,非流畅性可以减轻。当儿童口吃时,我们小心、简单流畅地重复地刚刚说的话而不引起他对口吃的注意,这不是一种愉快的交流方式,但可以使儿童知道我们已经明白他的意思,这时他能放松、愉快地交流。另外,还可以使儿童感到成人认真倾听他们讲话,没有改变话题。建议父母采取"重复"技巧,并在 2 ~ 3 个月后逐渐停止。一旦儿童消极抵抗"重复"技巧或认为他们被取笑时,立即中止该技巧的使用。

6. 倾听与关注

当儿童要求我们注意听他们说话时,其言语非流畅性增加。他们不善于等待说话的机会,为了引起注意,他们经常打断我们说话或干扰我们的活动。许多儿童说话时要求我们看着他们,注视他们的眼睛,不希望我们边听边做饭或看书。往往要求我们 100% 的注意力。如果当时我们不能集中全部注意力来听,可以让儿童稍等片刻。

另外,当儿童说话出现卡顿、重复时,我们一定要表现出足够的耐心,可以这样对儿童说"不要着急,妈妈会耐心地听你说",而不应该直接对他说"慢点说,放轻松"之类的话。因为这些建议会使他感到说话时犯了错误,以后应该闭嘴。当他努力地从"错误"中解脱出来,他的肌肉会变得僵硬,非流畅性言语会增加。

7. 减轻语言发育压力

大部分 2 ~ 4 岁儿童非流畅性言语为语言发育的一个阶段,他们正学习新词汇并尝试用这些新的词汇连成句子,正学习不同于陈述句的疑问语序,正拓展言语的表达和理解。对在单词获取和言语形成阶段,儿童往往表现出不流畅性言语。我们的目标是减轻语言发育过程中的压力,减少儿童对单词、概念、颜色和书写的教育。尽管他们可能中断学习,但可以在很轻松的环境中学习,一旦流畅性言语建立,父母就可以对其继续进行教育。父母能很愉快地与儿童一起做一些非"指令性"或"教育性"的活动,如玩积木、拼图等,这些活动能促进自发性语言并且能使儿童感到他不需要不断说话。

以上是一些常用的治疗口吃的方法,当然,在治疗过程中,要因人而异,一定要在精准评估的基础上制定个体化的治疗方案,并随着治疗的进行定期进行评估和总结、调整治疗方案。把口吃的纠正尽快泛化到日常生活中,消除口吃,提高儿童的自信心,使其尽快融入正常的学习生活中去。

（九）失语症儿童的语言康复治疗

儿童失语症的康复评估与训练应在意识清楚、原发疾病不再进展、生命体征稳定后,使儿童尽早接受系统的语言训练,开始训练的时间越早,训练效果越好,训练时应做语言评估,治疗时要注意儿童的损伤部位,特别是大脑的损伤部位累及语言功能相关区域,需要格外注意儿童的语言功能的变化,争取早期诊断、早期治疗,尽早开始语言功能康复。

1. 儿童失语症的治疗原则

（1）治疗要有针对性 治疗前对儿童进行失语症全面评估,掌握其是否存在失语症、失语症类型和程度,重点突出,以明确治疗方向。

（2）综合训练,注重口语 失语症儿童大多为听、说、读、写不同程度受损,所以需要进行综合方面的训练,在口语、书面语等多方面受损的情况下,治疗重点和目标应首先放在口语的康复训练上。口语训练的同时,辅以相同内容的朗读和书写,可以强化疗效。

（3）因人施治,循序渐进 可从儿童残存功能入手,逐步提高其语言能力,治疗内容要适合儿童生活习惯和个人兴趣,做到先易后难、由浅入深、由少到多,逐渐增加刺激量。

（4）掌握治疗节奏,注意调整儿童的心理反应 儿童情绪低落时,应缩短治疗时间,更换治疗方式,做些儿童感兴趣的训练,或者间断治疗;当儿童取得进步时,应予以鼓励,坚定其信心,出现差错时,应用适当方式反馈给儿童纠正。

（5）对存在多种语言障碍的儿童,要区分轻重缓急 有的儿童除了失语症之外,可能还伴有构音障碍,在这种情况下,我们要注重儿童的理解认知能力、命名、找词及组句训练的同时,也要适当进行构音器官的运动训练和发音清晰度的训练。

（6）家庭指导和语言环境调整 在医院康复训练的时间有限,要经常对儿童家长进行指导,使其配合训练,会取得更好的效果,选择适宜的交流环境,激发儿童言语交流的欲望和积极性。

（7）按照目标预期实现时间来划分短期目标和长期目标 就短期目标

而言,需要根据现有状况,确立短时间内可达到的功能水平,以及与之相应的可行性策略。如已能完成单字词复述者,确立短期目标为短语复述,而其可行性策略是针对受损的复述功能,实施强化训练。

2. 儿童失语症的治疗方案

儿童失语症的治疗方案包括语言治疗的方法、频率、强度及注意事项

非常重要的是应该在循证的基础上来确定特定策略和方法。治疗方式通常有一对一训练、小组训练、家庭训练3种。高强度、长时间训练能带来更大改善。儿童失语症往往伴随听、说、读、写等不同程度的障碍,因此康复治疗应紧紧围绕儿童功能障碍来进行,儿童失语症的康复亦是一个系统化、全面化的过程,往往需要借助感统训练、认知、医教融合、家庭训练等。在临床失语症训练中,选择方法时需要考虑儿童的情况如失语症的分类(表3-4)、严重程度、病程和相关障碍、交流环境等。

表3-4　不同类型失语症训练重点

失语症类型	训练重点
表达性失语	构音训练、口语和文字表达
感觉性失语	听理解、复述、会话
命名性失语	执行口头指令、口语命名、文字称呼
传导性失语	听写、复述
经皮质感觉性失语	听理解
经皮质运动性失语	以表达性失语课题为基础
完全性失语	视觉理解、听觉理解、手势、交流板应用

3. 康复训练方法阐述

(1)许尔失语症刺激疗法　是对受损的语言符号系统应用强的、控制下的听觉刺激,最大程度地促进失语症儿童的语言重建和恢复。

(2)重复经颅磁刺激　高频重复经颅磁刺激(rTMS)有易化局部神经细胞的作用,使大脑皮质的兴奋性增加。低频 rTMS 有抑制局部皮质神经细胞

活动的作用,使皮质的兴奋性下降,从而使大脑皮质发生可塑性改变,继而促进语言功能的恢复。但颅内有金属物的患者禁止使用,癫痫患儿使用 rTMS 有较大争议。

(3)认知康复　通过对儿童基础认知[名词、动词及基本物体的属性(如大小、颜色、形状)]、高级认知[时间和空间概念、数的概念及高级物体的属性(如冷、热、软、硬)]、感知觉认知(视觉、听觉、嗅觉、触觉、味觉)、社交认知(社交场合的认知、情绪情感表达、恰当的要求与表达)等的训练来提高其对注意力、感知觉、记忆力、思维力、情绪能力、认知灵活性等多种认知能力的综合提升。

(4)理解力康复

1)口语理解训练:我们可以用朗读、听儿歌等方法对儿童的听理解进行诱导,变化朗读的语调、响度,切换不同频率、不同节奏的儿歌,激发儿童对语言的兴趣,之后逐渐教一些词汇概念、词组、简单句、常用句、短文等,循序渐进提高儿童的语言理解能力。

2)手势语理解训练:向儿童做其熟悉的手势,促进理解能力提高,比如用手势表示再见、假装睡觉、喝水、吃饭等。

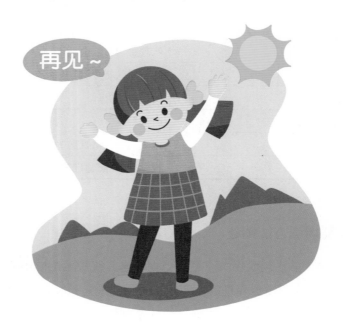

3）书面语理解训练：一般先从日常生活中随处可见的物品开始教起。以"水杯"举例：向儿童展示该物品，并让其说出名字，反复练习；在这个基础上，循序渐进加入物品的功能、分类等概念，逐步加深对知识点的理解和掌握。当对实物有一定理解认知后，可以加入图片的认知训练。要根据每个儿童当下处于的阶段和水平来针对性选择课程内容，针对性教学。

4）认知康复：具体方法见本篇"智力障碍儿童的语言康复治疗"。

（5）表达能力康复

1）诱导发音训练：一般先让儿童观察语言治疗师的口型，治疗师用夸张的慢动作口型进行示范，让儿童模仿口型。逐渐过渡到简单的单音节如"a-i-u"，称呼音如"爸爸、妈妈、宝宝"，拟声词如"小狗汪汪汪、小猫喵喵喵"等。

2）主动命名训练：从实物命名过渡到图片命名，注意不要以考代学，要先教会儿童学习命名，再去问儿童"这是什么"，回答正确及时给予鼓励。

3）复述能力训练：语言治疗师以儿童的实际水平为依据选择合适的词组、短句等进行口述。也可以把能力相当的几个儿童组成一组，玩传声筒的游戏：治疗师根据儿童能力水平选择一个词组或者句子作为开头，传给第一个小朋友，第一个小朋友传递给第二个小朋友，以此类推，直到传给最后一个小朋友，最后一个小朋友把听到的说出来，看看说出来的内容是否准确，准确说明游戏成功。若不够准确，就回过头检查是从哪个小朋友开始传递错误的，纠正错误之后再次游戏。直到每个小朋友都准确地复述出来，说明游戏成功，治疗师对每个小朋友及时给予奖励，游戏结束。

4）交流能力训练：将日常交流作为训练内容，选择儿童熟悉的内容进行训练，通过治疗师提问的方式让儿童通过手势、游戏、写字、画图等方式进行交流；同时也可组织能力相当的儿童集中训练，通过游戏、情景模拟等方式来增加教学的趣味性，提高儿童学习兴趣，使其积极主动和治疗师配合。

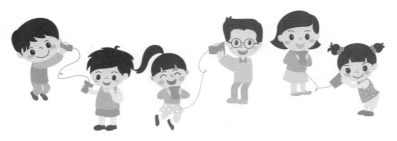

（6）构音康复　音调低、音调单一是失语症儿童语音的常见症状，治疗师可通过乐器音阶变化的方式训练不同发音；同时，治疗师可通过吹卷龙、气球等方式来延长儿童呼气时间、增加发音动力，从而增强音量控制能力。下颌、唇、舌等口腔运动器官的具体训练方法见本篇"构音障碍儿童的语言康复治疗"。

（7）书写康复

1）描画训练：从握笔训练开始，涂鸦，再到描线、横线、竖线，模仿画圆、三角形、正方形、菱形等。

2）书写汉字：当儿童掌握基础的描画及模仿画图形之后，就可以开始练习书写汉字。选择合适的字卡指导儿童抄写，同时指导儿童看图写词语、听写词语等，以儿童的实际情况适当增加难度，逐渐增强儿童的书写能力。

（8）感觉统合训练　从感觉统合方面来讲，语言再学习大多与本体感觉、前庭平衡、触觉等密切相关。有几个注意事项：①密切注意儿童对活动的反应，包括他的情绪及意愿，只要他喜欢做的活动，尽量鼓励儿童完成，成效比较大。②多做触觉刺激较丰富的游戏，特别是可以直接触摸身体的活动。也可以唱歌和听音乐。

1）触觉类游戏。①挠痒痒：小蚂蚁爬一爬游戏，爬到身体不同部位，停留然后挠痒痒。②触觉刷：用触觉刷刷擦手心、手背，再过渡到脸颊，从轻柔到缓慢增加力度。

2）本体及前庭平衡游戏。①网兜训练：网兜兜住儿童，轻轻地左右或者上下摇动，训练本体平衡能力。②跳格子游戏：地面上画好格子，鼓励儿童按格子往前跳，训练前庭平衡能力。

（9）医教融合　医教融合是当代特殊教育发展的必经之路。通过医教融合的方法，使失语症儿童得到早期干预，从而最大限度地接近于正常同龄儿童的功能。

（10）父母课堂　儿童功能的提高不是一蹴而就的，家庭方面也需要积极参与，家长要保持良好的心态，掌握正确的方法循序渐进、坚持不懈引导儿童。日常相处中要不断观察和了解儿童的性格特点、兴趣爱好，最大限度地调动儿童积极性、主动性。

儿童失语症的转归有一个特点：失语症儿童的年龄越小，其恢复所需要的时间越短。但是当失语症儿童有较大病灶时，其恢复所需时间越长，尤其当传统的语言功能脑区受损时,若没有及时进行语言康复治疗的介入,最终还会影响语言功能的恢复程度,所以对失语症儿童而言,语言康复治疗要及时、尽早。

康复是一个漫漫长路,需要我们共同努力,以儿童为中心,医、护、技及家长紧密协作,共同努力改善儿童功能。本病例系统介绍了儿童失语症的临床诊断及康复治疗方法,具体到个人身上,需要具体问题具体分析,制定适合儿童的个性化方案。家长要带儿童定期随诊,在医师和治疗师的指导下,坚持家庭康复练习才能事半功倍。最后,希望失语症儿童们重新掌握说话技能,尽早回归家庭、回归学校和社会!

（十）儿童遗传相关性疾病的语言康复治疗

迄今已命名的遗传相关性疾病有 7 000 余种。遗传病是由于细胞内遗传物质的异常导致的疾病。在既往百余年的医学进程中,随着临床诊断技术的进步,遗传相关性疾病的病因、发病机制、遗传方式逐步明确,诊断、治疗、筛查与产前诊断技术日趋进步,很多疾病从不治之症成为可治可防的疾病,遗传相关性疾病儿童的生存质量显著提高。

遗传代谢性相关疾病儿童往往临床表现为全面发育迟缓语言障碍的,康复时要注意以下事项:①康复计划的制订是在精准评估的基础上分析并制订计划的关注点,我们按语言发育迟缓评估中最低阶段（阶段 1）为例,制订康复治疗计划时理解能力的出发点是建立事物间的对应关系,表达能力的出发点是肢体语言,诱导"爸爸、妈妈"等称呼音。②语言训练需在原发疾病稳定的基础上进行,遗传相关性疾病导致的言语障碍儿童,在康复训练中要时刻密切地观察儿童的面部表现、呼吸频率等各项情况,做到"劳逸结合",在原发疾病病情稳定的前提下进行训练,以提高运动、精细、认知理解、表达等能力。

1. 遗传相关性疾病儿童交流态度训练

（1）叫名反应、目光对视训练 家长和儿童面对面坐,在呼叫名字后,帮助儿童将脸（目光）转向家长,同时把食物或玩具举到家长眼睛的水平来促进目光接触。如果儿童目光调整过来后又溜走,家长则要将双手放在儿童的双眼旁,挡住余光,减少周围干扰。当儿童与家长目光短暂接触后,要立即将食物或玩具给儿童,也可做一些夸张的面部表情来吸引儿童的目光。

(2)安坐能力训练 在桌面上放置儿童喜欢的玩具,家长摆弄这个玩具并吸引儿童的注意力,当儿童跑到桌边想拿这个物品的时候,家长将这个物品放到离儿童稍远的距离,顺势给儿童下指令"坐好",同时伸手辅助坐下。当儿童坐下时,马上把该玩具放到桌面上,让儿童可以看见并拿到玩具在桌面上玩。如果儿童把玩具拿离桌面,可以设定时间(如玩1分钟)将玩具拿回。如果儿童拿到玩具就离开桌面,不要强行阻止,注意要循序渐进地增加儿童安坐时长。

(3)注意力的训练 选择儿童感兴趣的玩具或物品,吸引其注意,如果儿童喜欢动物则可教其模仿动物叫声或者是飞、跳、游等动作;如果儿童喜欢吃,则可教其咬、切、摘水果等。采用这些刺激可促进儿童对事物的注视及随着活动的事物进行持续的追视训练。

2. 遗传相关性疾病儿童语言理解能力训练

遗传相关性疾病儿童语言理解能力训练,详见本篇"智力障碍儿童的语言康复治疗"。

3. 遗传相关性疾病儿童表达能力训练

(1)婴儿期0~1岁 ①模仿家庭称呼音:在认识家庭成员的基础上,诱导称呼音的输出,从无意识发"爸爸、妈妈"音发展至有意识发"爸爸、妈妈"音。②模仿口部肌肉运动诱导简单发音训练:设计一些简单有趣的游戏来进行训练,如大老虎来了,嘴巴张大,模仿发"a"音;抿嘴唇游戏训练唇部肌肉,随后模仿发"ba"音;嘟嘴巴练习圆唇动作,模仿开火车游戏时发"u"音;咧开嘴巴笑练习展唇动作,模仿发"i"音等。

(2)幼儿期1~2岁 词汇的仿说、命名与主动表达训练。语言的理解和表达可以结合在一起,在识认的过程中,让儿童能仿说物品的名字,进而让儿童学会主动命名,之后在生活中灵活运用。

(3)幼儿期2~3岁 词组和短句的表达训练。可以让词组和短句的理解结合在一起训练,让儿童仿说,进行主动表达。

（4）学龄前期 3 ~ 6 岁

1）长句表达训练：可以和长句的理解结合在一起训练，仿说，主动表达。

2）对话训练：家长与儿童针对某个事情进行讨论，如"明天去哪玩"，引导儿童将对话持续进行下去，诱导一些沟通的技巧，包括发起话题、维持话题、转移话题、结束话题等。

3）讲故事训练：给儿童看几张图片组成的故事，先给儿童讲，让儿童复述，之后让儿童看图自己描述故事内容。也可以让儿童讲述生活中发生的事情。

4. 遗传相关性疾病儿童口部运动训练

（1）口部感知觉训练，以及下颌、唇部、舌运动训练　见本篇"构音障碍儿童的语言康复治疗"。

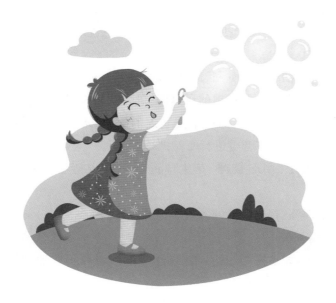

（2）注意呼吸支持训练　这是因为大多数遗传性代谢病的儿童肌张力低、肌肉力量弱。首先调整身体姿势，坐立于小凳子上，上身身体直立，双眼平视正前方，头保持正中位置，将双手自然放置于身体两侧或轻轻放置于腹部，鼻子自然缓慢吸气使腹部慢慢隆起（保持数秒），然后用嘴巴缓慢将气呼出，在呼气终末时可给予一些压力，将残余气息完全呼出，如此反复练习。

家长平时可利用吹泡泡、吹卷龙等进行训练。

（3）关注遗传性代谢病儿童饮食　此类儿童饮食单一、喂养精细,这类儿童的咀嚼能力没能得到很好的锻炼,口部运动发育不完善。所以我们在日常生活中要多给儿童提供机会,增加摄入食物种类的多样性,如可以给儿童一些苹果块、牛肉干、水果干等食物让儿童进行咀嚼,锻炼口部肌肉。

5. 遗传相关性疾病儿童感觉发育训练

遗传性代谢病儿童多有感觉发育及统合异常,皮亚杰所谓的认知发展4 个阶段虽有先后顺序,但不是互补相连、静止的各阶段,而是以感觉动作为基础,再连续发展、相互重叠的阶段。在幼儿认知发展过程中,需要多维度的感觉系统共同作用,将感觉刺激传入大脑进行整合,并进而形成对事物的抽象认知概念。研究表明,大脑语言区 Broca 区发生异常导致身体精细运动或口腔运动障碍,使口腔的整体感觉受损,进而使大脑发出的语音指令不能通过发音器官的协调运动来执行。因此,要进行感觉发育训练。

（1）婴儿期 0~1 岁

1）触觉训练:如利用触觉刷、父母爱的抚触、亲子游戏等。

2）视觉训练:利用色彩鲜艳的玩具训练追视,和妈妈进行眼神交流。

3）听觉训练:利用声光玩具,不同质地的摇铃、木击、拨浪鼓、儿童口风琴等,也可结合妈妈的声音等进行听觉训练。

4）本体觉训练:用瑜伽球、花生球进行一些维持姿势及调整姿势的训练。

5）前庭觉训练:相应月龄的各种体位的转换训练。

（2）幼儿期 1~3 岁

1）触觉训练:如触摸板、玩沙坑、黏土等游戏可以很好地训练儿童手部触觉。

2）视觉训练:看绘本、搭积木、踩影子等。

3）听觉训练:听声辨位、听故事。

4）本体觉训练:羊角球、大龙球等各类户外适龄亲子游戏。

5）前庭觉训练:荡秋千、平衡木、滑滑梯等。

（3）学龄前期 3~6 岁

1）触觉训练:泡泡球、手指画等。

2）听觉训练：跟读、复述故事等。

3）本体觉训练：跳高、拔河游戏、攀爬游戏等。

4）前庭觉训练：滑板车、单脚跳、双人转圈等。

6.遗传相关性疾病儿童家庭训练小技巧

（1）尽早和儿童说话　从新生儿期起，家长要及时响应宝宝的啼哭，有表情地对宝宝说话，这样可以促进大脑发育。

（2）添加辅食　应根据儿童年龄提供种类丰富及不同质地的食材，加强对口腔的刺激，促进口腔肌肉和舌肌的发展；适龄使用勺、杯或吸管进食水，采用吹泡泡、吹喇叭或模仿动物叫声等可以促进口腔的协调运动。

（3）促进认知　日常和儿童说话时，称呼儿童的名字，慢慢地在儿童意识中就知道这个是在叫自己，并会有被关注的喜悦感；聊天时，耐心告诉儿童身体的器官、家用电器的名称、邻居小朋友的名字等，让儿童大脑对事物逐渐形成清晰的认识。

（4）给予肯定　当儿童表述不当时家长不要马上打断，而是等待儿童说完后，再告诉其错误之处，鼓励儿童说话，增强儿童说话信心。

（5）正确的表述　家长在儿童小的时候愿意和儿童说"儿语"，但当儿童大一些时，家长就应该和儿童说正常的词汇，正确的词语表达，会为儿童语言发育奠定基础。

（6）引导表达　有些不爱说话的儿童，可能心里明白，可嘴上就是不说，这时家长要耐心引导，让儿童主动表达，从而促进语言发育。

（7）家长的语言要尽可能简洁、清晰明了　简洁的语言可以帮助儿童更好地理解、吸收和掌握，复杂的语言反而超出了儿童的认知范围，儿童理解吸收不了便是无效的输入。

（8）家长要与儿童多做亲子游戏　如：爸爸把儿童抱起来飞一飞、躲猫猫等，不但可以培养儿童良好的性格，也促进了彼此之间的亲子关系，给儿童创造了一个温暖和谐健康的家庭生活环境。从小在这样良好的环境里生长，对儿童的语言发展、智力、情感、性格以及社会适应方面具有极大的帮助和培养作用。

家长是儿童最好的老师，把握日常生活中的细节，将训练与生活融合，相信儿童会给你无限的惊喜。

近年来,我国遗传相关性疾病研究领域进入快速发展轨道,很多疾病的诊治逐步建立了诊断、治疗与筛查方法,遗传相关性疾病研究儿童的转归显著提高,一些既往可能会残障的儿童经过治疗可健康成长、为社会创造价值。

二 言语障碍共患病的治疗

共患病是指患者同时患有两种及两种以上疾病,分别达到各自的诊断标准且相互间无必然的因果联系的疾病。言语障碍的常见共患病有癫痫、注意缺陷多动障碍、抽动障碍等。在进行言语障碍康复治疗的同时,要密切关注共患病的治疗,使儿童的身体状态、内在环境处于最佳状态,这样更有利于进行言语障碍康复治疗。

常见共患病的治疗方法如下。

1. 癫痫

在儿童语言的发展期,癫痫可以造成语言的理解和表达困难,特别是药物控制不理想、反复发作的癫痫对语言的影响更大,所以言语发育障碍的儿童如果有癫痫,应首先积极抗癫痫治疗。癫痫的治疗方法有很多,首选的治疗方法是抗癫痫药物,药物治疗的基本原则:确诊后尽早治疗;根据发作类型选用抗癫痫药物,尽量选用单药治疗,用药个体化,服药要规律,疗程足,停药过程要慢,定期至神经内科门诊随访。对癫痫的治疗应努力控制发作,尽量提高儿童的生活质量,同时正确认识癫痫,帮助儿童及家长树立信心,坚持正规治疗。

2. 注意缺陷多动障碍

注意缺陷多动障碍是儿童时期常见的神经发育障碍性疾病之一,主要表现为注意缺陷、多动、冲动,伴有学习困难、精细动作笨拙、攻击行为、情绪问题及人际关系处理不好等。注意力直接影响儿童语言训练的效果,所以当言语障碍儿童共患注意缺陷多动障碍时应积极治疗,治疗包括药物治疗和非药物治疗。①药物治疗:中枢兴奋药是其首选药物,如哌甲酯、盐酸哌甲酯控释片等,另外非中枢兴奋药如托莫西汀也是我国注意缺陷多动障碍防治指南中主要的推荐药物之一。②非药物治疗：可用于临床表现较轻或者配合药物治疗，不但能较好地控制和改善患儿的临床症状，而且有利于建立儿童的自信心，使其更好地融入校园和社会。比如行为矫正疗法、认知行为疗法、感觉统合训练等。

3. 抽动障碍

抽动障碍起病于儿童和青少年时期，以不自主的、突然的、快速的、反复的、非节律性的单一或多部位肌肉运动和(或)发声抽动为特点，是一种复杂的、慢性神经精神障碍。包括：①以简单运动抽动为表现的暂时性抽动障碍。②持续性(慢性)运动或发声抽动障碍，表现为抽动和发声并不同时存在的一种或多种运动抽动或发声抽动的。③抽动秽语综合征，又称发声与多种运动联合抽动障碍。此为最严重的一种，抽动形式由简单到复杂，最后出现秽语。抽动障碍导致儿童缺乏自尊，家庭生活、学习表现及社会适应均出现困难。

目前国内外学者一致认为抽动障碍是儿童青少年中较为常见的一种障碍。男孩多见，男女比例为(6～9)∶1。所以，当言语障碍共患抽动障碍时应积极治疗，同时积极治疗共患病，治疗如下。①药物治疗：氟哌啶醇、硫必利、可乐定、新型非典型抗精神病药物等，要在专业医师指导下使用药物，不能私自服用，要定期进行药物不良反应方面的监测，并定期专科复诊。②心理治疗：支持性心理治疗、认知疗法、家庭治疗等，帮助儿童提高认知、适应环境、改变环境、增强自信。③其他治疗：应合理安排抽动障碍儿童的生活，避免各种紧张性刺激；避免食用人工色素和食品添加剂，控制含咖啡因的饮品。④中药的治疗。

参考文献

［1］李晓捷.儿童康复学［M］.北京:人民卫生出版社,2018.

［2］陈卓铭.语言治疗学［M］.3版.北京:人民卫生出版社,2018.

［3］陈卓铭.特殊儿童的语言康复［M］.北京:人民卫生出版社,2015.

［4］黄昭鸣,朱群怡,卢红云.言语治疗学［M］.上海:华东师范大学出版社,2017.

［5］张春光,赵志宇,么远,等.腭裂术后语音障碍患儿的语音清晰度及言语康复治疗效果分析［J］.口腔颌面外科杂志,2021,31(5):314-318.

［6］邹萍萍,胡明芳,李幸.腭裂术后患者舌面音异常的语音特点及康复训练［J］.听力学及言语疾病杂志,2021,29(2):168-173.

［7］时秀娟.普通话儿童腭裂术后基础元音发音缺陷的类型［J］.当代语言学,2020,22(3):411-427.

［8］闵志云.学龄后腭裂术后语音障碍患者的语音特点及康复训练［D］.郑州:郑州大学,2019.

［9］胡明芳,李峰,徐丽娜,等.腭裂术后舌根音异常患者的语音特点及康复训练［J］.听力学及言语疾病杂志,2017,25(4):369-374.

［10］闵志云,李峰,徐丽娜,等.腭裂术后塞音构音障碍患者的语音特点及康复训练［J］.听力学及言语疾病杂志,2019,27(5):472-476.

［11］闵志云,李峰,张艳云,等.腭裂术后语音障碍的学龄儿童及成人患者语音训练方法研究［J］.听力学及言语疾病杂志,2020,28(4):395-398.

［12］张荣花,陈景辉.孤独症儿童语言障碍治疗方法［J］.中国康复理论与实践,2008(3):296-297.

［13］杨艳玲,莫若,陈哲晖.甲基丙二酸血症的多学科综合治疗与防控［J］.中华实用儿科临床杂志,2020,35(9):647-652.

［14］孙喜斌,刘巧云,黄昭鸣.听觉功能评估标准及方法［M］.华东师范大学

出版社,2007.

[15]刘巧云.听觉康复的原理与方法[M].上海:华东师范大学出版社,2011.

[16]万萍.言语治疗学[M].2版.北京:人民卫生出版社,2018.

[17]田莉.言语治疗技术[M].3版.北京:人民卫生出版社,2019.

[18]席艳玲,黄昭鸣.言语障碍康复治疗技术[M].北京:人民卫生出版社,2020.

[19]卢红云,黄昭鸣.口部运动治疗学[M].上海:华东师范大学出版社,2010.

[20]刘巧云,候梅.儿童语言康复治疗技术[M].北京:人民卫生出版社,2019.